Marc Meintrup

Natürlich behandeln mit
Aloe vera

Die Kraft der Heilpflanze bei Haut-, Umwelt- und Stoffwechselerkrankungen nutzen. Mit den besten Rezepturen für Gesundheit und Schönheit

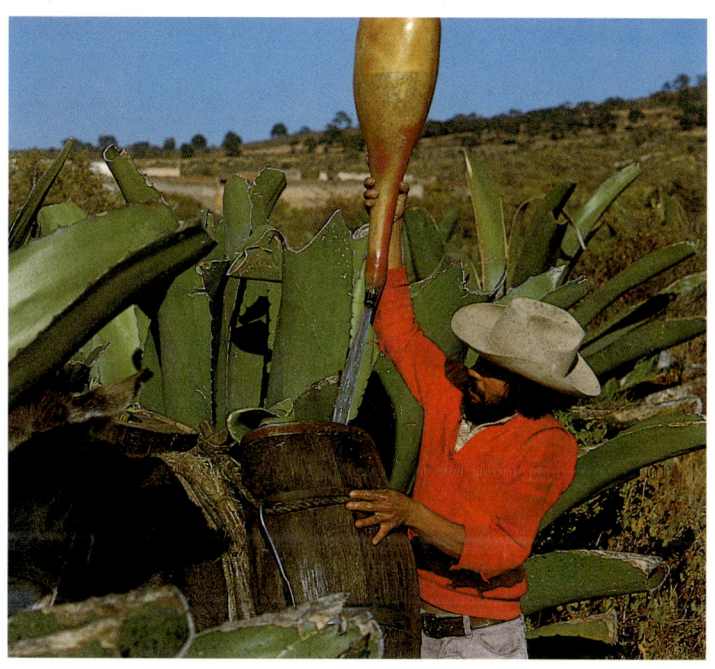

SÜDWEST

Inhalt

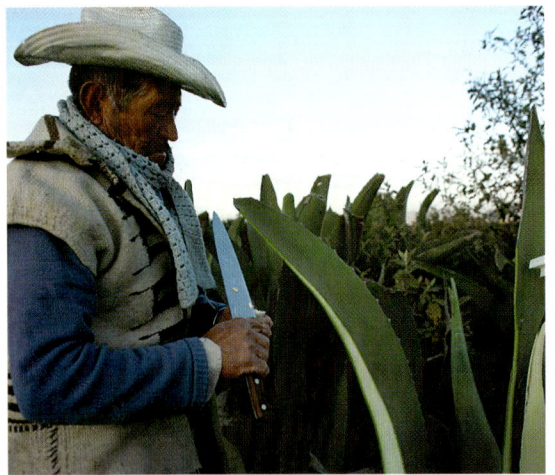

Aloe vera wird seit alters zur Behandlung vieler Krankheiten genutzt.

Aloe-vera-Rezepturen von A bis Z

Pflanzen Sie Aloe vera zu Hause an. So können Sie die dekorativen Blüten und die heilkräftige Wirkung der Pflanze genießen.

Vorwort

Alterprobtes Heilmittel – die Wüstenlilie

Die pharmazeutische Industrie entwickelt jährlich Hunderte von neuen Medikamenten, weltweit kommen Tausende von Präparaten und neuen Wirkstoffkombinationen auf den Markt. Dabei werden neue synthetische Wirkstoffe mit alterprobten Naturstoffen kombiniert.

So notwendig und sinnvoll dieses Vorgehen ist, so dient es doch auch dazu, die Umsätze der Apotheken, Drogerien und Pharmafirmen auf neue Rekordmarken zu treiben.

Manchmal ist es gut, sich zu erinnern, dass die Natur dem Menschen fertige Heilpflanzen bietet, die sich ganz ohne neue Laborforschung einsetzen lassen – und die auch wirklich heilen. Eine dieser alten und lang erprobten Heilpflanzen ist die Aloe vera: Seit über 6000 Jahren sind die Heilwirkungen dieser Wüstenlilie bekannt, werden Auszüge und der Saft dieser Pflanze von alten Völkern zur Therapie erfolgreich eingesetzt.

Hilfe bei Umweltgiften und Bestrahlungen

Eine der stärksten Leistungen der Aloe vera ist ihre entgiftende Eigenschaft: Gerade bei der Vielfalt von Umweltgiften, denen die Menschen heute ausgesetzt sind, erlangt die Entgiftung des Blutes von diesen Belastungen eine hohen Stellenwert. Eindrucksvolle Untersuchungsreihen belegen die Wirkung.

Zusätzlich hilft Aloe vera auch bei Strahlenschäden im Gewebe, wie sie fast immer bei Bestrahlungen wegen eines Krebsleidens auftreten. Weltweit werden die Heilwirkungen der Aloe vera erforscht und untersucht. Dabei decken sich die Ergebnisse aus den USA mit Analysen in europäischen Labors und den Heilerfolgen in russischen Kliniken. Die gesundheitliche Nutzung der Aloe vera ist inzwischen zu einem weltweiten Forschungsgebiet geworden.

Seit Jahrtausenden ist die breite Wirkung der Aloe vera und ihrer zahlreichen Unterarten den Heilkundigen der Volksmedizin, besonders der Südseeinseln und der Länder des Fernen Ostens, bekannt. Durch die Dominanz der Schulmedizin und der chemischen Heilmittel wurde die Aloe vera jedoch wieder aus dem Bewusstsein der Menschen verdrängt.

Heilwirkungen von Aloe vera

Aloe vera verfügt über zahlreiche gesundheitsfördernde und heilende Eigenschaften. Die wichtigsten Heilwirkungen sind:

▶ Stärkung des Immunsystems (Körperabwehr)

▶ Kräftigung des gesamten Organismus
▶ Blutreinigung
▶ Regeneration der Lebenskraft und Vitalität
▶ Strahlenschädenlinderung
▶ Schmerzbekämpfung

Harmonische Wirkungsvielfalt

Aloe vera besitzt mehr als 160 einzelne Wirkstoffe, die sich in ihrer Zusammensetzung und Synergie als starkes Heilmittel einsetzen lassen. Die Heilkräfte können sowohl mit einzelnen Bestandteilen der Pflanze als auch mit der Gesamtpflanze erreicht werden.

Reise in die Neue Welt

Mit der Aloe vera wurden neue Welten entdeckt: Christoph Kolumbus führte Blumentöpfe mit Aloe vera auf seinen Schiffen mit, um mit dem Aloe-vera-Gel die Wunden seiner Söldner behandeln zu können. Außerdem ließ er in der Karibik Aloe vera anpflanzen, ein Hauptanbaugebiet war Kuba. Daher ist es nicht verwunderlich, dass in diesem Land viel mit dieser Heilpflanze experimentiert wurde und wird. Eine der bedeutendsten Neuentwicklungen in der Aloe-vera-Forschung kommt aus Kuba – die Frischzellentherapie mit Aloe vera.

Der »Doktor aus dem Blumentopf«

In diesem Ratgeber finden Sie eine kompakte und kompetente Übersicht der Heilwirkungen von Aloe vera, Sie erfahren alles über die Wirkstoffe, über die Gesundheitsvorsorge, über Kosmetik mit Aloe vera und – im größten Teil des Ratgebers – Rezepturen zur Behandlung verschiedenster Erkrankungen und Leiden.

Anstatt den Körper unnötig mit chemischen Mitteln zu belasten, sollten Sie einmal in die Schatzkiste der Natur greifen. Die Pflanze Aloe vera kann sehr vielseitig im medizinischen und kosmetischen Bereich angewendet werden.

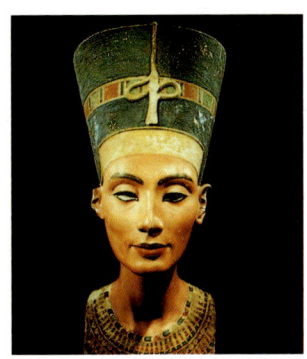

Bereits Nofretete wusste um die pflegende und verjüngende Wirkung der Aloe vera.

Die bewegte Geschichte der Erfahrungen mit Aloe vera zieht sich durch viele Kontinente der Erde. Ihre besten klimatischen Bedingungen findet die Pflanze in heißen, trockenen Sommern und milden Wintern.

Aloe vera – Mythos und Wirkung

Die Heilpflanze alter Kulturen

Aloe vera soll mythischen Ursprungs sein: Es ist überliefert, die Pflanze stamme aus dem sagenumwobenen, versunkenen Kontinent Atlantis. Indische Mythen erzählen, die Heilpflanze sei aus dem Garten Eden zu den Menschen gebracht worden. Was auch immer davon geglaubt wird, gesichert sind folgende Angaben:

▶ 6000 Jahre alte ägyptische Aufzeichnungen berichten über Anwendungen mit Aloe vera.

▶ Nofretete und Kleopatra hatten Aloe vera als das perfekte Schönheitsmittel für sich entdeckt.

▶ Aufzeichnungen der Sumerer vor 4000 Jahren bezeichneten Aloe vera als wichtigste Heilpflanze.

▶ In der chinesischen Heilkunde war Aloe vera unverzichtbar.

▶ Alexander der Große ließ die Verletzungen seiner Soldaten mit diesem Wundheilmittel behandeln.

▶ Im ältesten Heilkräuterbuch (1. Jahrhundert v. Chr.) beschreibt der griechische Arzt Dioscorides die heilende Wirkung der Aloe vera.

▶ Arabische Händler brachten diese Pflanze und das Wissen von ihrer Heilwirkung selbst ins ferne und kalte Tibet. Die Mönche des Landes entwickelten daraus zahlreiche Behandlungsarten mit Aloe vera.

▶ Spanische Jesuiten des 16. und 17. Jahrhunderts – die bedeutendsten Heilkundigen ihrer Zeit – pflanzten Aloe vera auf ihren Entdeckungsreisen in vielen Gebieten der Neuen Welt an.

▶ Von den vielen Aloe-vera-Rezepturen der Mayas sind zahlreiche bis heute überliefert und erfolgreich in der Anwendung. Die Seminole-Indianer nannten Aloe vera »Quelle der Jugend«.

▶ Urchristliche Gemeinschaften stellten aus Aloe vera Weihrauch her und begründeten damit die Aromatherapie mit Aloe vera.

Vielfalt von über 250 Arten

Es gibt mehr als 250 Aloearten – darunter die afrikanische Kap Aloe (Aloe capensis), die in Asien verbreitete Aloe chinesis, die Aloe arborescens, die in Japan als Nahrungsmittel bekannte Aloe ferox, die im Blumengeschäft erhältliche Aloe miloti.

Für Heilzwecke eignet sich ausschließlich die Aloe vera barbadensis miller. Alle Rezepturen in diesem Ratgeber beziehen sich deshalb allein auf die Aloe vera (die wahre Aloe).

Die Heilkraft von Aloe vera

Zentraler Wirkstoff Acemannan

Seit langer Zeit stellen sich Forscher und Mediziner die Frage, welcher Wirkstoff nun für die Heilwirkung der Aloe vera verantwortlich ist. Die Mayas nannten den Wirkstoff schlicht »Gesundheitswächter«, ohne ihn genauer definieren zu können.

Erst in heutiger Zeit wurde man fündig: Acemannan ist die zentrale Substanz der Aloe vera. Acemannan, ein langkettiges Zuckermolekül, gehört zur Gruppe der Mucopolysaccharide. Acemannan wird im menschlichen Körper selbst gebildet – allerdings nur bis zur Pubertät. Danach muss Acemannan über die Nahrung zugeführt werden.

Legendär ist die Schönheit der ägyptischen Königinnen Nofretete und Kleopatra. Mit Aloe vera können auch Sie sich einen Hauch königlichen Luxus in Ihr Badezimmer zaubern und nebenbei viel für Ihren Körper tun.

Inhaltsstoffe der Aloe vera

Aloe vera enthält neben dem wichtigsten Wirkstoff Acemannan noch zahlreiche weitere heilende Substanzen und Biostoffe, darunter:

▶ 13 Mucopoly- und andere Saccharide

▶ 12 Anthrachinone

▶ 13 Mineralstoffe
▶ 13 Vitamine
▶ 15 Enzyme
▶ 4 essenzielle Fettsäuren
▶ Aminosäuren
▶ Saponine
▶ Lignine
▶ Ätherische Öle

So wird Ihre Körperabwehr fit gemacht

Acemannan stärkt und unterstützt das Immunsystem, indem es die Makrophagen (Fresszellen), die Antikörper und selbst die Killerzellen aktiviert. Darüber hinaus hilft Acemannan dabei, Fremdproteine, die oft Allergien auslösen, rasch abzuführen.

Der amerikanische Aloe-vera-Forscher Dr. John C. Pittman schrieb 1992 in der Zeitschrift Health Consciousness: »Acemannan besitzt antivirale, antibakterielle und antimykotische Eigenschaften, die helfen können, Candidaüberwucherungen zu kontrollieren und die natürliche Bakterienflora der Verdauungsorgane wieder zu etablieren.«

Bei der Vorbeugung und Heilung aller Arten von Krankheiten ist es wichtig, das Immunsystem zu unterstützen. Mit Aloe vera können Sie Ihre Abwehr stärken und so die Selbstheilungskräfte Ihres Organismus aktivieren.

Schutz für Ihre Körperzellen

Acemannan baut eine chemische Brücke zwischen Fremdproteinen (Fremdeiweiß) und den Makrophagen (Fresszellen), die dadurch leichter das Protein aufnehmen können. Diese Brückenfunktion ist zentraler Bestandteil der Immunstärkung des Zellkerns.

▶ Acemannan stärkt die Abwehrkräfte der Zellen.

▶ Weiße Blutkörperchen werden durch Acemannan gut geschützt.

▶ Neuerdings wird in US-amerikanischen Labors danach geforscht, ob Acemannan die Proteinhüllen von Krebszellen knacken kann.

▶ Acemannan schützt das Knochenmark vor Schäden durch chemische Gifte und Drogen.

▶ Durch die Einlagerung von Acemannan in die Zellmembranen wird das Immunsystem umfassend gekräftigt.

Wo Acemannan enthalten ist

Acemannan kommt nicht nur in der Aloe vera vor, sondern auch in:

▶ Ginseng

▶ Eleutherokokkus

▶ Astragalus (chinesisches Kraut)

▶ Shiitakepilzen

▶ Haifischknorpelpulver

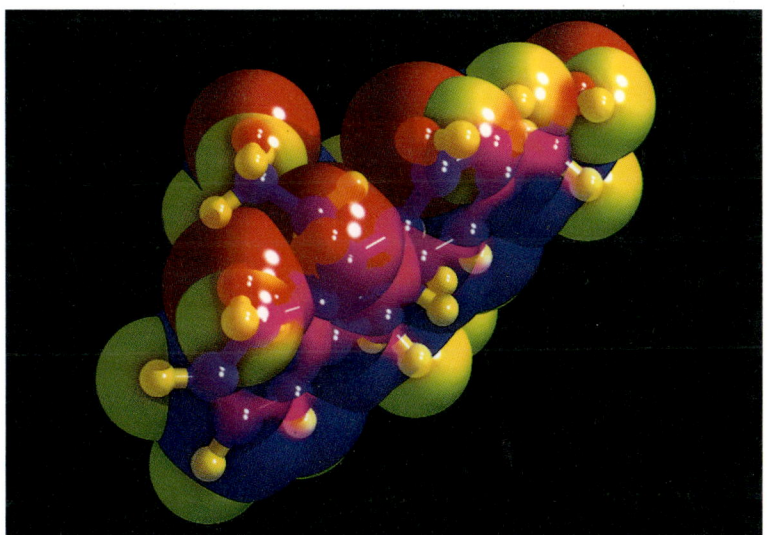

Einer der Hauptinhaltsstoffe des eingedickten Aloe-vera-Safts ist das Anthrachinon Aloin – hier in der Molekülstruktur dargestellt.

Synergie – Zusammenwirken der Biostoffe

Acemannan ist nicht allein für die Wirkung der Aloe vera verantwortlich. Vielmehr ist es die Kombination und das Zusammenwirken (Synergie) zahlreicher Natur- und Biostoffe in der Pflanze.
Naturforschung sollte daher Acemannan nicht isolieren und extrahieren, sondern die vielfältigen Wirkstoffe zueinander optimieren. Synergie – das Wirkungsprinzip der Natur – fordert das optimale Zusammenwirken von Inhaltsstoffen und nicht deren Extraktion.

Natürliches Schmerzmittel

Viele Menschen, die Aloe vera zum ersten Mal zur Behandlung einer Wunde benutzen, sind verblüfft darüber, dass Aloe vera nicht nur die Wunde schnell verschließt, sondern auch im starken Maße den Wundschmerz lindert. Diese Wirkung ist einfach zu erklären: Aloe vera enthält in beachtlicher Menge Salizylsäure – den Wirkstoff des Aspirins. Nur handelt es sich hierbei nicht um die chemisch hergestellte Substanz, sondern um das naturreine Original.

Aloe vera zeichnet sich durch ein effektvolles Zusammenspiel zahlreicher Wirkstoffe aus. Nur durch diese ausgeklügelte Synergie entfaltet die Pflanze ihre optimale Wirkung und kann mit geballter Kraft gegen vielfältige Erkrankungen ankämpfen.

So nutzen Sie die Kraft der Pflanze

Einfachste Anwendungen

Die Aloe vera ist eines der ältesten Heilmittel der Welt, weil ihre Wirkstoffe für den Anwender jederzeit und leicht verfügbar sind. Ohne jegliche Verarbeitung lässt sich Aloe vera von jedem Menschen direkt nutzen. Die einfachsten Anwendungen sind:

▶ Abführmittel
Schneiden Sie ein Blattstück ab, und schlucken Sie es unzerkleinert.
▶ Stärkungsmittel
Um ein ausgezeichnetes Stärkungsmittel zu erhalten, schneiden Sie ein Blattstück ab, schälen es und schlucken es ebenfalls.
▶ Hautpflegemittel
Schneiden Sie ein Blatt ab, und streichen Sie damit über die Haut.
▶ Wundheilmittel
Schneiden Sie ein Blattstück ab, und betupfen Sie die offene Wunde.

Heilkraft binnen Minuten

Die Aloe vera verfügt über eine erstaunlich starke und schnell wirkende Heilkraft. Schneidet man ein Blattstück von der Pflanze ab, so bildet sich innerhalb weniger Minuten an der Schnittstelle eine neue Haut, die das Blatt vor dem Austrocknen bewahrt. Dieser Heilvorgang geht so schnell, dass man eindrucksvoll die zellregenerierende Kraft der Aloe vera demonstriert bekommt.

Je frischer, desto besser

Die Wirkung der Inhaltsstoffe der Aloe vera ist umso intensiver und stärker, je frischer diese sind. Umgekehrt gilt: Je länger Aloe vera gelagert wird, desto schwächer werden die Heilkräfte. Im Idealfall machen Sie es wie schon Kolumbus: Pflanzen Sie Aloe vera in Blumentöpfe – dann stehen Ihnen die frischen Blätter dieser Heilpflanze immer in bestem Zustand zur Verfügung.

Die »Hausapotheke auf der Fensterbank« – auch in unseren kälteren Gefilden kann Aloe vera wunderbar gedeihen. Durch Eigenanbau sparen Sie Geld und sichern sich einen ständigen Nachschub des »grünen Goldes«.

Anbau im Garten oder auf der Fensterbank

Die Behauptung, Aloe vera ließe sich als tropische Pflanze nicht in nördlichen europäischen Breiten im Garten züchten, wird in vielen Gärten widerlegt. Aber Sie müssen die Pflanze gar nicht selbst züchten, denn Blumenversender haben Aloe vera als Topfpflanze – so wie sie Kolumbus einsetzte – schon längst in ihr Lieferprogramm aufgenommen. Sie erhalten Aloe vera in verschiedenen Größen. Selbst auf einer Fensterbank gedeiht die Pflanze prächtig, wenn Sie die Hinweise der Händler beachten.

Es gibt selbstverständlich Aloe-vera-Produkte, die industriell hergestellt werden müssen, weil der Produktionsvorgang zu kompliziert und aufwendig ist, um ihn ohne spezielle Maschinen ausführen zu können. Die meisten Anwendungen können Sie jedoch problemlos mit Eigenanbau vornehmen.

Mit etwas Geschick können Sie – auch ohne den berühmten »grünen Daumen« – Aloe vera selbst anpflanzen. Sie werden sehen: Es macht viel Spass, und Sie können sich nun tatsächlich auf einen garantiert natürlichen Anbau verlassen!

Gesundheit muss nicht teuer sein

Die Kosten für eine gesunde Lebensweise können Sie selbst bestimmen – entweder Sie bezahlen die hohen Preise in Kosmetikgeschäften, oder Sie erhalten durch Eigenanbau von Aloe vera beste Qualität für sehr wenig Geld.

▶ Von einer einzigen Aloe-vera-Pflanze auf der Fensterbank können Sie – ohne dass die Pflanze Schaden erleidet – jährlich durchschnittlich 500 Gramm reines Aloe-vera-Gel ernten.

▶ 50 Milliliter (ca. 50 Gramm) Aloe-vera-Creme von durchschnittlicher Qualität kosten im Kosmetikgeschäft etwa 40 DM. In dieser Menge sind bestenfalls fünf Prozent reines Aloe-vera-Gel enthalten, also 2,5 Gramm. Vergessen Sie das Wasser und das billige Öl in der Creme – Sie bezahlen tatsächlich 40 DM für 2,5 Gramm Aloe-vera-Gel; das entspricht einem Preis von 16 DM pro Gramm.

▶ Um 500 Gramm Aloe-vera-Gel in Cremeform zu erwerben, müssten Sie etwa 8000 DM bezahlen.

▶ Eine Aloe-vera-Pflanze mit einem Jahresertrag von 500 Gramm kostet Sie dagegen nur etwa 4,50 DM.

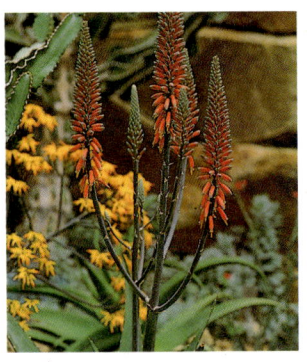

Mit ihren kerzenartigen, meist orangefarbigen Blüten erinnert die echte Aloe entfernt an ihre Verwandt-schaft mit der Lilie.

Kauf und Weiterverar-beitung von Aloe-vera-Produkten richten sich nach dem jeweiligen Verwendungszweck der heilenden Substan-zen, deren Nutzungs-möglichkeiten sehr viel-seitig sein können.

Der richtige Umgang mit Aloe vera

Die wichtigsten Schritte

Wenn Sie selbst Aloe vera anpflanzen, ernten und anwenden wollen, dann beachten Sie bitte folgende Vorgehensweise.

▶ Schneiden Sie das dickste Aloe-vera-Blatt der Pflanze am Schaft ab.

▶ Trennen Sie beidseitig die dickwandige Haut des Blattes ab, indem Sie wie bei einem Fischfilet entlangschneiden.

▶ Sie können das Fruchtfleisch – das Aloe-vera-Gel – direkt auf die Haut oder auf offene Wunden streichen.

▶ Sie können das Gel auch in jedem Entsafter verarbeiten und dann mit sehr viel Wasser vermischt trinken.

▶ Entsaften Sie niemals das ganze Blatt mit der Haut. Der so entste-hende Saft enthält stark abführende Substanzen und würde Sie an die Toilette fesseln.

Aloe-vera-Fertigprodukte

Wer keine Zeit – und keine Nerven – hat, um Aloe vera selbst anzubau-en, der kann selbstverständlich auch auf Fertigprodukte mit Aloe vera zurückgreifen. Falls Ihr Aloe-vera-Bedarf bereits so hoch ist, dass Ihre Eigenproduktion nicht mehr ausreicht, dann bietet sich derselbe Weg an. Auch mit Fertigprodukten können Sie wirksame und erfolgreiche Aloe-vera-Kuren durchführen. Es kommt jedoch auf die richtige Aus-wahl der Fertigprodukte an.

Mit den richtigen Fertigprodukten können Sie ebenso gut wie mit fri-scher Aloe vera Heilkuren durchführen. Eventuell sollten Sie die Do-sierungen leicht erhöhen, da die Heilkraft durch Lagerung und Trans-port beeinträchtigt wird.

Die Herkunft der Aloe-vera-Produkte

Sehr viele Aloe-vera-Extrakte stammen von riesigen Plantagen in Mexiko und den USA. Alle Aloe-vera-Gels dieser Herkunft sind mehr oder weniger mit Schadstoffen belastet, da die Plantagenbesitzer alle fremden Pflanzen mit Giftstoffen von der Aloe vera weghalten. Zusätzlich kommen Pestizide gegen Insekten zum Einsatz. Es gibt nur wenige Plantagen, die ohne Pestizide und Herbizide bestehen können: Hier wächst die Aloe vera zusammen mit Kakteen auf sandigem Boden. Solche Plantagen sind bevorzugt in folgenden Ländern zu finden:

▶ Australien
▶ Dominikanische Republik
▶ Haiti
▶ Kuba
▶ Venezuela

Ökologie aus Armut

Der wirtschaftliche Grund für die ökologische Vorgehensweise dieser Aloe-vera-Produzenten ist einfach: Die Bauern verfügen über kein Geld zum Kauf von chemischen Schutzmitteln. Sie erzielen für ihre bessere Ware keine höheren Gewinne, da der Marktpreis von den großen US-amerikanischen Plantagen mit ihrer enormen Ernte bestimmt wird.

> Die verschiedenen Aloe-vera-Produkte, die Sie in Läden erstehen können, haben bereits eine lange Reise hinter sich. Um die optimale Wirkung der Mittel zu gewährleisten, ist es wichtig, dass Sie sich über ihre genaue Herkunft informieren.

Schadstoffe vermeiden

▶ Als Verbraucher sollten Sie unbedingt darauf achten, dass die Fertigprodukte mit Aloe vera frei von Pestiziden sind.
▶ Bevorzugen Sie die Produkte aus Australien, Haiti, der Dominikanischen Republik, Venezuela und Kuba.
▶ Haben Sie Zweifel über die Herkunft eines Aloe-vera-Produktes, dann fragen Sie Ihren Händler oder im Kosmetikgeschäft.
▶ Vermeiden Sie auch Aloe-vera-Produkte mit Konservierungsmitteln. Länger haltbare Produkte haben den Nachteil, weniger wirkungsvoll zu sein, da sie meist stark verdünnt sind.

Frischzellenextrakte aus Aloe vera

Frischzellenextrakte haben heute vielfach einen zweifelhaften Ruf – oftmals zu Recht. Daher ist es wichtig, Frischzellenextrakte aus Aloe vera von Frischzellenprodukten aus Tierembryos klar und deutlich abzugrenzen.

Meristeme – neue Zellen wachsen heran

Jede Pflanze sprießt nur an ganz bestimmten Stellen: Das können die Wurzeln sein, aber auch ein Zweig oder ein Blatt. Diese möglichen Sprossstellen erkennt man an ihrer hellgrünen Farbe, die sich von den dunkelgrünen Teilen der Pflanze abhebt. Die potenziellen Sprossstellen nennt man Meristeme.

Die Zellen der Meristeme haben sich noch für keine bestimmten Aufgaben in der Pflanze spezialisiert. Es ist ungewiss, ob aus diesen frischen Zellen ein neues Blatt, eine Blüte oder ein anderer Pflanzenteil wird. Die Zellen können sich noch in alle Richtungen entwickeln. Sie sind voll von frischer und unverbrauchter Zellkraft.

> Die Zellen des menschlichen Organismus sind ständig dabei, sich von Grund auf zu erneuern. Bei diesem wichtigen Prozess können Sie Ihren Körper mit Aloe vera unterstützen und bleiben so länger gesund und fit.

Frische Zellkraft für den Menschen

Der Mensch benötigt zur Erneuerung seiner Zellen ständig neue Zellen mit frischer Zellkraft. Noch ist nicht eindeutig erforscht, wie viel Prozent einer Aloe-vera-Frischzelle homogenisierbar – vom Menschen ohne Wirkungsverlust verwertbar – sind. Versuchsreihen deuten darauf hin, dass Frischzellenextrakte aus Aloe vera 80-fach stärker wirken als das schon zehnfach angereicherte Aloe-vera-Gel.

Frischzellenextrakte besitzen ein größeres Wirkungsspektrum als Gel oder Saft: Bei vielen Krankheiten und Leiden, bei denen Aloe-vera-Gel oder Aloe-vera-Saft nicht anschlagen, wirkt der Frischzellenextrakt besonders schnell. Dies hat sich vorzugsweise bei folgenden Krankheiten und Leiden gezeigt:

▶ Schwere Verbrennungen
▶ Hautkrebs in verschiedenen Formen

Die Herstellung von Frischzellenextrakt

Die Gewinnung von Aloe-vera-Frischzellenextrakt ist komplizierter als die von Gel oder Saft. Vor allem kann bei Frischzellenextrakten kaum maschinelle Hilfe eingesetzt werden. Mit einer Spitze wird in die Meristemstellen eingestochen und die Frischzellen abgesaugt. Sodann wird den Frischzellen die Flüssigkeit entzogen. Dadurch wird die Wirkkraft noch mehr konzentriert.

Ganz frisch zubereiteten Frischzellenextrakt bekommt man zurzeit ausschließlich auf einigen dominikanischen und kubanischen Gesundheits- und Schönheitsfarmen angeboten.

Natürliche Konservierung

In der Karibik verfügen die Menschen über eine sehr sanfte und qualitativ hoch stehende Methode, um Aloe-vera-Frischzellenextrakt haltbar zu machen. Dabei werden keine schädlichen künstlichen Konservierungsstoffe eingesetzt, sondern es werden Orchideenessenzen und etwas Propolis angewendet.

Immer wieder tauchen Horrormeldungen über chemische Konservierungsmittel in den Medien auf. Um den aus Aloe vera gewonnenen Frischzellenextrakt haltbar zu machen, werden in der Karibik jedoch natürliche und besonders sanfte Wege gesucht.

Aloe-vera-Gel oder -Saft kann problemlos aus den dicken, fleischigen Blättern der Pflanze gewonnen werden.

Ideale Darreichungsform

Alle Erfahrungswerte bei Frischzellenextrakten aus Aloe vera, die man inzwischen gesammelt hat, deuten darauf hin, dass dieses Konzentrat allen anderen Aloe-vera-Produkten in seiner schnellen und zuverlässigen Wirkung auf den Menschen – innerlich und äußerlich angewendet – weit überlegen ist.

Die Erfolge sind mit Aloe-vera-Frischzellenextrakten so groß, und der Wirkungsunterschied zum traditionellen Aloe-vera-Produkt ist so beeindruckend, dass viele Experten der Ansicht sind, Aloe-vera-Frischzellen würden schon bald alle anderen Darreichungsformen der Aloe vera, wie Gel und Saft, ersetzen.

Aromels der Indianer

Die Gewinnung des Aloe-vera-Frischzellenextrakts ist keineswegs so neu, wie es heute in zahlreichen Medien behauptet wird: Auf alten indianischen Tempelzeichnungen bei Rezife ist dargestellt, wie die Mayas die Aloepflanze an bestimmten Stellen ankratzten und dort Pflanzenteile für ihre Behandlungsarten entnahmen.

Besonders verblüffend ist die vielseitige und rasche Wirkung von Aloe-vera-Frischzellenextrakt. Lassen auch Sie sich von der beeindruckenden Wirkung dieses Produktes überraschen.

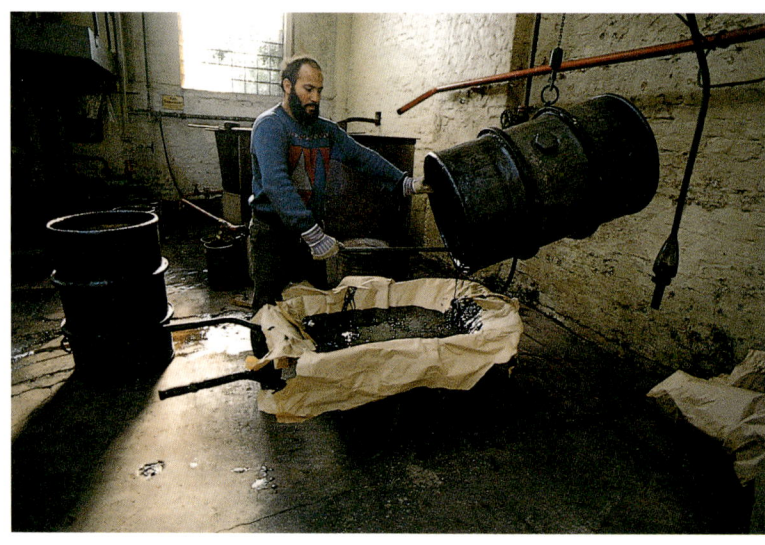

Im Gegensatz zur Gewinnung von Gel oder Saft ist die Herstellung von Frischzellenextrakt weitaus komplizierter.

Bienenhonig mit Aloe vera

Die Indianer verfütterten Aloe-vera-Frischzellenextrakt an Bienen. Dadurch gelang es ihnen, die Frischzellen als Honigsorte haltbar zu machen. Solche Honige nennt man Aromels. In ausgewählten Reformhäusern sind diese Honige nun auch bei uns erhältlich.

Es ist kaum zu erwarten, dass die US-amerikanischen Aloe-vera-Plantagen die Verwendung von Frischzellenextrakten fördern werden. Aloe-vera-Frischzellen sind nicht durch maschinelle Ernte zu gewinnen, da die Meristemstellen der Pflanzen höchst unterschiedlich und individuell sind. Aus Kostengründen werden daher kaum Frischzellenprodukte auf US-amerikanischen Aloe-vera-Plantagen produziert.

Fairer Handel

Neben ihren gesundheitlichen Vorteilen bieten die Aloe-vera-Frischzellenextrakte noch einen weiteren positiven Aspekt: Sie verschaffen den Einheimischen der kleinen Plantagen Arbeit und Einkommen. Natürlich wird dadurch die Wirkung der Aloe vera nicht gesteigert – aber vielleicht das Gewissen der Konsumenten wie beim fairen Kaffeehandel beruhigt.

Die richtige Produktauswahl

Wenn Sie Frischzellenprodukte aus Aloe vera für Ihre Gesundheit einsetzen wollen, dann sollten Sie beim Kauf der Frischzellen folgende Tips beachten:

▶ Vermeiden Sie künstliche Konservierungsstoffe, und bevorzugen Sie Produkte mit Propolis, Orchideenessenzen oder Honig.

▶ Falls Sie die Auswahl haben, greifen Sie lieber zu Produkten von karibischen Inseln als zu Angeboten von Großplantagen.

▶ Lesen Sie unbedingt genau die Liste aller Inhaltsstoffe auf dem Frischzellenprodukt.

▶ Fragen Sie Ihren Händler nach der Herkunft des Produkts.

▶ In Zweifelsfällen hilft Ihnen gerne Ihr Apotheker.

Um bei der breiten Angebotspalette von Aloe-vera-Produkten nicht danebenzugreifen, sollten Sie auf bestimmte Kriterien unbedingt achten. Ziehen Sie ruhig Ihren Apotheker oder einen Fachverkäufer beim Kauf zurate – dazu ist er ja schließlich da!

Gesundheitsvorsorge mit Aloe-vera-Saft

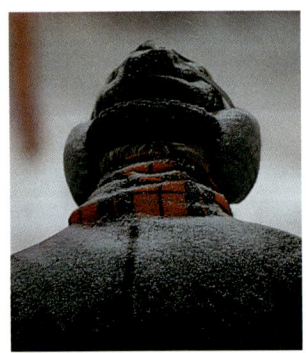

Gerade in den kalten Winter-monaten ist es wichtig, krankheitsvorbeugende Maß-nahmen zu treffen.

Der tägliche Gesundheitsdrink

»An Aloe drink a day keeps any illness away« (»Ein Drink mit Aloe pro Tag hält alle Krankheiten ab«) lautet eine Liedzeile auf den karibischen Inseln. Nicht nur auf Trinidad, Jamaika und Antigua trinken die Ein-heimischen mindestens einmal täglich Aloe-vera-Saft. Zwar hat fast je-de Familie ihr traditionelles und streng gehütetes Geheimrezept dafür, doch im Grunde genommen basieren alle Mischungen auf folgender Standardrezeptur: 150 Milliliter Aloe-vera-Saft werden mit 150 Millili-ter eines anderen Saftes gemischt und entweder mittags oder über den Tag verteilt getrunken.

Vorbeugen mit Aloe vera

Eine Vielzahl an Krankheiten und Be-schwerden kann mit Aloe vera vorsorg-lich vermieden bzw. behandelt werden.

Der Bestseller von Bill Coates »The Silent Healer« beschreibt ein-drucksvoll und ausführlich, gegen welche Erkrankungen und Leiden mit Aloe-vera-Saft in der Karibik vorgebeugt wird.

Vorbeugen von A bis Z

Mit Aloe vera können Sie gegen viele Erkrankungen und Leiden vorbeugen. Dabei soll nicht der falsche Eindruck entstehen, Aloe vera sei ein Wundermittel gegen alles. Durch seine das Im-munsystem stärkenden Funktio-nen bietet Aloe vera jedoch ein enorm großes Wirkungsspek-trum, beispielsweise gegen:

▶ Abszesse
▶ Akne
▶ Allergien
▶ Arteriosklerose
▶ Arthritis
▶ Asthma

Vorbeugen von A bis Z

- Bauchspeicheldrüsen-unterfunktion
- Blähungen
- Blasenentzündung
- Blutarmut
- Bluthochdruck
- Candida albicans
- Chemotherapieschäden
- Cholera
- Cholesterinspiegel, hoher
- Colitis ulcerosa
- Darmleiden
- Darmvergiftung
- Depressionen
- Diabetes mellitus
- Drüsenleiden
- Durchblutungsstörungen
- Ekzeme
- Entzündungen
- Epstein-Barr-Virus-Infektionen
- Erfrierungen
- Erkältungen
- Fettleibigkeit
- Fieber
- Furunkel
- Fußpilz
- Gallenblasenleiden
- Gedächtnisschwäche
- Geschwüre
- Gicht
- Harnvergiftung
- Hautausschlag
- Herpes
- Immunschwäche
- Impotenz
- Insektenstiche
- Juckreiz
- Katarrhe
- Krampfadern
- Leberentzündung
- Lethargie
- Leukämie
- Lungenschwäche
- Lympherkrankungen
- Magengeschwür
- Menstruationsleiden
- Migräne
- Muskelkrämpfe
- Neurodermitis
- Nierenprobleme
- Ödeme
- Prostataleiden
- Psoriasis (Schuppenflechte)
- Ruhr
- Schmerzen
- Schnupfen
- Sonnenbrand
- Spulwürmer
- Stoffwechselstörungen
- Strahlenschäden
- Stress
- Tuberkulose
- Tumore
- Übergewicht
- Übersäuerung des Magens
- Vaginalinfektionen
- Verbrennungen
- Verstopfung
- Wundrose
- Würmer
- Zellulite
- Zwölffingerdarmgeschwüre

Für die Inselbewohner der Karibik ist der tägliche Genuss von Aloe-vera-Drinks Bestandteil der Ernährung. Auf diese Weise erhält der gesunde Pflanzensaft ihr seelisches und körperliches Gleichgewicht.

Aloe-vera-Drinks

Den abscheulichen Geschmack ...

Aloe vera schmeckt scheußlich. Fast jeder wird lieber sein Leiden als den abscheulichen Geschmack der Aloe vera ertragen. Es kommen Erinnerungen an den schrecklichen Löffel Lebertran auf, den man als Kind aufgezwungen bekam.

... mit Säften überdecken

Niemand muss sich jedoch dazu zwingen, den Aloe-vera-Saft pur zu ertragen, denn es gibt eine Vielzahl von Möglichkeiten, den Saft mit anderen Zutaten zu schmackhaften Drinks zu mischen. Viele Barkeeper in der Karibik kennen Rezepte für Cocktails und Drinks, bei denen sie den Geschmack von Aloe vera hinter Fruchtsäften und anderen Zutaten »verstecken«.

Die bittere Medizin: Nicht jedem fällt es leicht, sich an den unangenehmen Geschmack von Aloe vera zu gewöhnen. Mit Hilfe raffinierter Rezepte lässt sich der gallige Pflanzensaft aber auch für empfindliche Zungen versüßen.

Tips für Drinks und Cocktails

Nachstehend finden Sie ein paar Vorschläge, wie Sie selbst gesunde und wohlschmeckende Drinks mit Aloe vera mixen können.

Champion Cocktail

Zutaten
- ▶ 5 cl Weizengrassaft
- ▶ 5 cl Mineralwasser
- ▶ 5 cl Sauerkrautsaft
- ▶ 4 ml Aloe-vera-Frischzellenextrakt

Zubereitung
Stellen Sie alle Zutaten vorab in den Kühlschrank, um einen kalten Drink zu erhalten. Nachdem die Zutaten lange genug dort waren, mischen Sie sie im Shaker und gießen sie gut geschüttelt in ein Glas.

Hattrick

Zutaten
- ▶ 6 cl Tomatensaft
- ▶ 6 cl Karottensaft
- ▶ 6 cl Sauerkrautsaft
- ▶ 4 ml Aloe-vera-Frischzellenextrakt
- ▶ Selleriesalz
- ▶ Pfeffer
- ▶ Eiswürfel

Zubereitung
Damit der Drink erfrischend kalt ist, bewahrt man die Zutaten am besten im Kühlschrank auf. Danach werden die Säfte und der Aloe-vera-Frischzellenextrakt im Shaker gemischt, geschüttelt, in ein Glas gefüllt und mit Selleriesalz und Pfeffer abgeschmeckt. Eiswürfel dazugeben!

Fitness Cup

Zutaten
- ▶ 4 cl Kefir
- ▶ 2 cl Maracujasirup
- ▶ 4 cl Karottensaft
- ▶ 1 TL Zitronensaft
- ▶ 4 ml Aloe-vera-Frischzellenextrakt
- ▶ Eiswürfel

Zubereitung
Stellen Sie alle Zutaten vorab in den Kühlschrank, um einen wirklich kalten Drink zu erhalten.
Mischen Sie Kefir, Sirup, Säfte und den Aloe-vera-Frischzellenextrakt im Shaker. Nach ausgiebigem Schütteln gießen Sie die Komposition in ein Glas zu den Eiswürfeln. Statt der Eiswürfel kann auch gestoßenes Eis verwendet werden. Der Fitness Cup ist besonders reich an Vitaminen, Mineralstoffen und Spurenelementen.

Ob für Schleckermäuler oder Liebhaber der herberen Aromen – Aloe vera lässt sich zu vielfältigen geschmacklichen Kreationen verarbeiten. Lassen Sie Ihrer Phantasie ruhig freien Lauf; auf diese Weise verbinden Sie Genuss und Gesundheit.

In heißen Sommermonaten können Sie sich mit einem gut gekühlten Aloe-vera-Drink wunderbar erfrischen. In kürzester Zeit wird Ihr Körper von neuer Kraft durchströmt, und Ihre Lebensgeister sind wieder hellwach.

Power Drink

Zutaten
▶ 2 cl Sangrita
▶ 4 cl Gemüsesaft
▶ 8 cl Selleriesaft
▶ 4 ml Aloe-vera-Frischzellenextrakt

Zubereitung
Alle gekühlten Zutaten im Shaker gut schütteln und in ein Glas gießen.

Big Boss Drink

Zutaten
▶ 1 Eigelb
▶ 1cl Sauerkrautsaft
▶ 4 ml Aloe-vera-Frischzellenextrakt
▶ Eiswürfel, Sojasauce, Selleriesalz
▶ 1 EL fein gehackte Petersilie

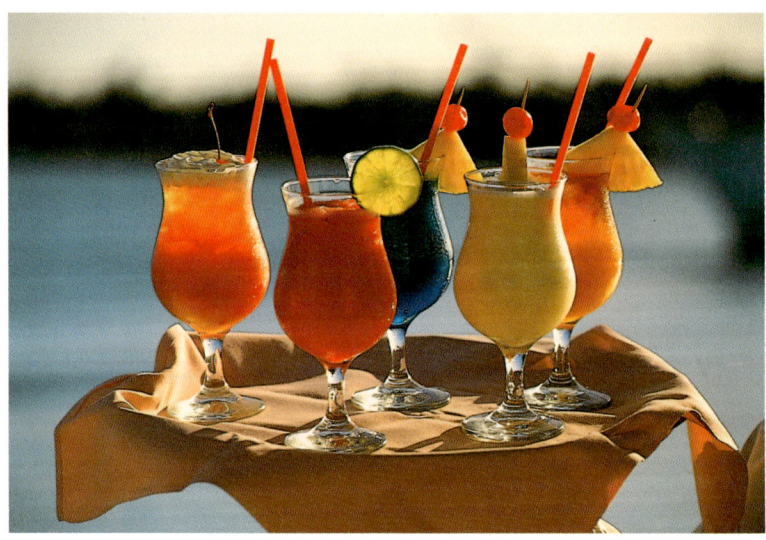

Mit Phantasie und den richtigen Zutaten lassen sich mit Aloe-vera-Saft oder -Frischzellenextrakt wahre »Kraftbomben« zubereiten.

Zubereitung

Verstauen Sie alle Zutaten im Kühlschrank, um einen wirklich kalten Drink zu erhalten. Sodann Eigelb, Saft und Aloe vera im Shaker mischen, schütteln und in ein Glas mit den Eiswürfeln gießen. Mit Selleriesalz und Sojasauce abschmecken und Petersilie darüber streuen.

Sailing

Zutaten

▶ 4 cl Limettensirup
▶ 6 cl Ananassaft
▶ 10 cl Kirschsaft
▶ 4 ml Aloe-vera-Frischzellenextrakt
▶ Eiswürfel

Zubereitung

Verwahren Sie alle Zutaten im Kühlschrank, damit der Drink erfrischend kalt ist. Mischen Sie Sirup, Säfte und Aloe vera im Shaker, schütteln und gießen Sie die Mixtur in ein Glas mit den Eiswürfeln.

Finish

Zutaten

▶ 1 cl Apfelpektin
▶ 1cl Sanddornsaft
▶ 6 cl Orangensaft
▶ 6 cl Ananassaft
▶ 4 ml Aloe-vera-Frischzellenextrakt
▶ Mineralwasser (Menge nach Geschmack)
▶ Eiswürfel

Zubereitung

Stellen Sie alle Zutaten vorab in den Kühlschrank. Ausreichend gekühlt werden die Zutaten im Shaker vermischt, geschüttelt und in ein Glas mit Eis gegossen.

Probieren Sie am besten alle Rezepte für Aloe-vera-Drinks einmal aus. Haben Sie Ihren »Liebling« entdeckt, ist es ratsam, die entsprechenden Zutaten immer vorrätig zu haben, denn bald werden auch Sie auf Ihr tägliches Glas Aloe-vera-Saft nicht mehr verzichten wollen.

Karibik

Zutaten
▶ 1 Scheibe Ananas
▶ gestoßenes Eis
▶ 4 cl Birnensirup
▶ 20 cl Orangensaft
▶ 4 ml Aloe-vera-Frischzellenextrakt

Zubereitung
Die Ananas wird zuerst püriert und dann mit dem gestoßenen Eis vermischt. Anschließend geben Sie Birnensirup, Orangensaft und den Aloe-vera-Frischzellenextrakt zu der pürierten Ananas und dem gestoßenen Eis. Alle Zutaten werden dann im Shaker gut geschüttelt und in ein hohes Glas gegossen.

Zu viele Cocktails haben manch einem schon einen schweren Kopf beschert. Mit den köstlichen Aloe-vera-Drinks dagegen können Sie viel für Ihre Gesundheit und Ihr Wohlergehen tun.

Zombie

Zutaten
▶ 2 cl Honig
▶ 2 cl Mangosirup
▶ 2 cl Zitronensaft
▶ 6 cl Karottensaft
▶ 4 ml Aloe-vera-Frischzellenextrakt
▶ Eiswürfel

Zubereitung
Stellen Sie alle Zutaten vorab in den Kühlschrank, um einen wirklich kalten Drink zu erhalten.

Mischen Sie sodann Honig, Mangosirup, den Zitronen- und Karottensaft sowie zuletzt den Aloe-vera-Frischzellenextrakt im Shaker, und schütteln Sie die Kreation ausreichend lange.

Dann gießen Sie den fertigen Cocktail in ein Glas mit den Eiswürfeln. Wenn Sie wollen, können Sie statt der Eiswürfel natürlich auch gestoßenes Eis verwenden.

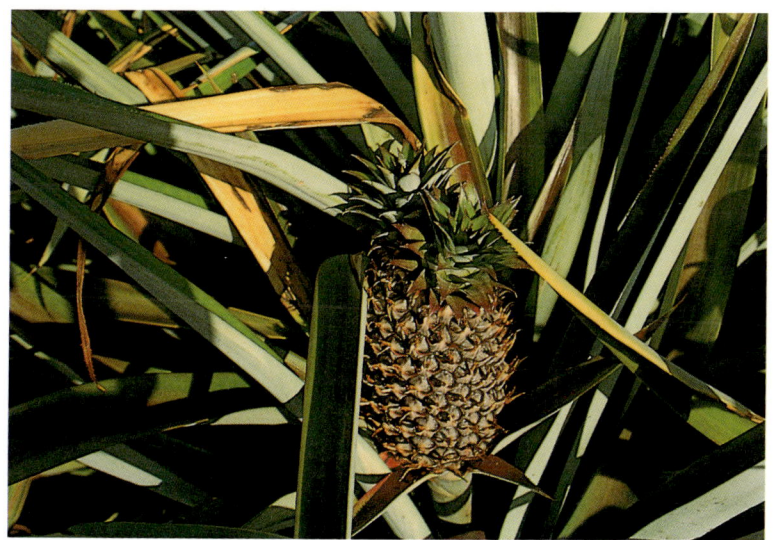

Das Fruchtfleisch und der Saft der Ananas eignen sich hervorragend zur geschmacklichen Verfeinerung von Aloe-vera-Cocktails.

Hot Rocks

Zutaten
▶ 1 Scheibe Ananas
▶ gestoßenes Eis
▶ 2 cl Zitronensaft
▶ 20 cl Orangensaft
▶ 4 cl brauner Rum
▶ 4 ml Aloe-vera-Frischzellenextrakt

Zubereitung
Pürieren Sie die Ananas, und fügen Sie das gestoßene Eis hinzu. Anschließend geben Sie den Zitronen- und Orangensaft, den Rum sowie den Aloe-vera-Frischzellenextrakt darüber.
Alle Zutaten werden zusammen im Shaker geschüttelt und in ein Glas gegossen. Wenn Sie wollen, können Sie das fertige Cocktailglas oben mit einer aufgesteckten Zitronen- oder Orangenscheibe verzieren. Wenn Sie kein Fan von alkoholischen Drinks sind, können Sie den Alkohol bei diesem Rezept auch weglassen.

Auch ein Schuss Alkohol kann den Aloe-vera-Drink verfeinern, ohne gleich die gesunde Wirkung zu zerstören. Mit etwas Rum kommt erst das wahre karibische Flair auf.

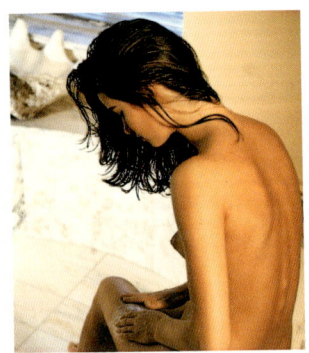

Wohl tuende Pflege für Körper und Seele.

Schönheitspflege für jeden Hauttyp

Gesundheitspflege für die Seele

Das Hauptanwendungsgebiet von Aloe vera ist die Schönheits- und Hautpflege. Dabei bilden Schönheit und Gesundheit eine unauflösliche Einheit. Schönheitspflege war bei den alten Völkern gleichbedeutend mit »Gesundheitspflege für die Seele«. Vielleicht waren deshalb Psychiater bei diesen Völkern so gut wie unbekannt.

Seit Jahrhunderten gilt Aloe vera als das beste Hautpflegemittel; dagegen sind die Frischzellenextrakte dieser Heilpflanze erst seit kurzem auf dem Markt.

Balsam für die Haut

Warum Aloe vera der Haut so gut tut

Professor Mahilewsky an der Pariser Sorbonne erklärt die Heilwirkungen der Aloe vera bei Verbrennungen, Verletzungen und anderen Hautproblemen mit der starken hautdurchdringenden Kraft dieser Heilpflanze: Erreichen kosmetische Wirkstoffe gerade einmal die ersten beiden Hautschichten des menschlichen Körpers, so dringen Bestandteile der Aloe vera bis zu sechsten Hautschicht vor – in vielen Fällen wird das Gewebe bis auf die Knochenhaut versorgt.

Schönheitspflege hat nichts mit übertriebener Eitelkeit zu tun. Wer sein Äußeres pflegt, der nimmt sich selbst ernst und wird Seele und Haut in Einklang bringen.

Natürliche Zellregeneration

Aloe vera versorgt die Haut mit lebensnotwendigen Nährstoffen und regt Zellregeneration und Zellwachstum an – mit Aloe vera wachsen neue Hautzellen sechs- bis achtmal schneller als normal.

Sonnenschutzfaktor und Brandsalbe

Durch ihre zellregenerierende Kraft eignet sich Aloe vera als natürliche Sonnenschutzcreme mit einem Lichtschutzfaktor von etwa zwei. (Achtung: Eine solche Creme schützt Sie nur kurzzeitig vor starker Sonneneinwirkung!) Auch nach dem Sonnenbad – selbst wenn der Sonnenbrand schon mal da ist – helfen Aloe-vera-Cremes noch sanft und wirkungsstark. Sogar bei Verbrennungen zweiten und dritten Grades hat sich der Einsatz dieser Heilcremes oft bewährt.

Verjüngungseffekt durch Aloe vera

Der Verjüngungseffekt, den Aloe vera in der Haut auslöst, wird durch die Aktivität der Fibroblasten (Bindegewebezellen) angeregt.
▶ Aloe vera führt zur Einlagerung von Kollagen in die Haut.
▶ Kollagen glättet die Haut von innen heraus, lässt sie wieder jung und elastisch erscheinen.
Die Enzymvielfalt des Aloe-vera-Pflanzensaftes wirkt reizlindernd, entzündungshemmend und schmerzstillend – besonders stark, wenn der Aloe-vera-Pflanzensaft als Flüssigkeitsanteil von Cremes, Lotionen und Balsamen verwendet wird.

Das Leben hinterlässt seine Spuren auf dem Körper. Das ist nicht weiter schlimm, denn schließlich machen ein paar Lachfältchen um die Augen ein Gesicht erst interessant. Gegen den allzu heftig nagenden Zahn der Zeit können Sie mit Aloe vera dennoch einiges tun.

Die Feuchtigkeit der Haut natürlich regulieren

Cremes mit Aloe vera, aber auch Gels, Säfte und Frischzellenextrakte regulieren die natürliche Feuchtigkeit der Haut. Hautpflegecremes mit Aloe-vera-Anteil bewirken Folgendes:
▶ Schutz der Haut vor Austrocknung
▶ Straffung der Haut
▶ Glättung der Haut
▶ Verminderung der Faltenbildung
▶ Erhöhung der Spannkraft
▶ Regulierung der Hautfeuchtigkeit
▶ Beschleunigung der Hautregenerierung
▶ Erhöhung der Abstoßungsrate alter und toter Hautzellen

Gesunde Haut mit Aloe vera

▶ Das in Aloe vera enthaltene Vitamin E verbessert die Sauerstoffaufnahme der Gewebezellen und wirkt dadurch der vorzeitigen Hautalterung und Faltenbildung kraftvoll entgegen.

▶ Pflegeprodukte mit Aloe vera stabilisieren den natürlichen Säureschutzmantel der Haut und schützen die Haut vor schädlichen Umwelteinflüssen.

▶ Aloe vera fördert die Entschlackung des Körpers. Dadurch wirkt Aloe vera deodorierend.

▶ Aloesäure hält auch Insekten fern. Insektenstiche können mit Aloe-vera-Gel bestrichen werden – das lindert den Schmerz, desinfiziert und kühlt.

Keine Schaumschlägerei: Waschen mit Seife greift den natürlichen Säureschutzmantel der Haut an. Besser ist es, dem Schmutz mit sanften und rückfettenden Mitteln zu Leibe zu rücken. Probieren Sie doch einmal eine besonders milde Aloe-vera-Lotion.

Körperpflege ist Gesundheitspflege

Auch wenn man es nicht glauben will: Vernünftige Körperpflege hat sich noch immer nicht bei allen Menschen durchgesetzt. Eine Umfrage zur Körperpflege ergab:

▶ Nur 51 Prozent duschen oder baden einmal täglich
▶ Nur sechs Prozent duschen oder baden mehrfach täglich
▶ Neun Prozent duschen oder baden alle zwei Tage
▶ Elf Prozent duschen oder baden einmal pro Woche
▶ Der Rest machte keine Angaben

Wirklich bedenklich ist: 99 Prozent aller Befragten halten Seife für ein adäquates Reinigungsmittel. Das Gegenteil ist der Fall: Handelsübliche Seife ist auf jeden Fall schädlich für die Haut.

Der individuelle Hauttyp entscheidet

Richtige Hautpflege muss immer auf den individuellen Hauttyp abgestimmt sein. Bei der Wahl der Rezepturen kommt es darauf an, ob Sie eine normale Haut, eine trockene oder eine fettige Haut haben. Es wäre Unsinn, einer fettigen Haut noch weiteres Fett hinzuzufügen oder einer trockenen Haut Zitronensaft aufzuträufeln.

Gesichtsmaske und Reinigungslotion

Sinnvolle Hautpflege bedeutet, der Haut diejenigen Stoffe zukommen zu lassen, die ihr von Natur aus fehlen, und verbrauchte Nährstoffe wieder zu ersetzen. Am einfachsten und am leichtesten können Sie dieses Ziel mit Gesichtsmasken erreichen.

▶ Eine Gesichtsmaske sollten Sie am besten jeden zweiten Tag auflegen.

▶ Wenn eine Maske 10 bis 40 Minuten aufliegt – je länger desto besser –, dann können die Nährstoffe der Creme tief in die Haut eindringen.

▶ Vor jeder Gesichtsmaske sollten Sie die Haut gründlich reinigen.

▶ Zur Hautreinigung können Sie eine fertige Waschlotion mit Aloe vera verwenden, oder Sie bereiten sich selbst eine Reinigungslotion.

▶ Für eine Reinigungslotion verrühren Sie 100 Milliliter Milch, 15 Milliliter Aloe-vera-Saft und einige Tropfen Zitronensaft. Milcheiweiß ist einer der besten Emulgatoren.

▶ Tragen Sie die Lotion auf die Haut auf, reiben Sie sie sanft ein, und spülen Sie sie ab.

Kostengünstige Gesichtsmasken

Im Folgenden finden Sie eine Reihe von Reinigungs- und Zellregenerationsmasken auf Aloe-vera-Basis, die Sie selbst preisgünstig herstellen können.

Mit diesen Eigenprodukten sind Sie nicht mehr von den teuren Aloe-vera-Produkten aus dem Kosmetikgeschäft abhängig, sondern können nach Lust und Laune – und ganz auf Ihren individuellen Bedarf abgestimmt – Cremes und Lotionen produzieren.

Wenn Sie wollen, können Sie diese Produkte nicht nur fürs Gesicht, sondern auch als Körperlotionen verwenden.

Bitte beachten Sie, dass die Masken auf die Typen der Haut abgestimmt sind. Dabei werden folgende Hauttypen unterschieden:

▶ Trockene Haut
▶ Fettige Haut
▶ Normale Haut

Eine Gesichtsmaske wirkt wohltuend und entspannend auf die Haut. Am besten lassen Sie die Maske bei einem langen Vollbad einziehen. So entfaltet die Maske ihre regenerierenden Eigenschaften: Sie fühlen sich erfrischt und belebt.

Reinigungsmaske für trockene Haut

Zutaten
- ▶ 4 gestrichene EL geschlagene Sahne
- ▶ 5 Tropfen Zitronensaft
- ▶ 3 ml Aloe-vera-zehnfach-Gel

Zubereitung und Anwendung
Die Zutaten vermischen und das Gesicht damit gut einreiben. 20 Minuten einwirken lassen. Die Maske darf nicht antrocknen. Lauwarm abwaschen und das Gesicht kalt nachspülen. Diese Maske erzeugt einen seidigen Glanz auf der Haut.

Die Pflege der sensiblen Gesichtshaut sollte auf Ihren individuellen Hauttyp abgestimmt werden. Um zu viel oder zu wenig Pflege zu vermeiden, wählen Sie das jeweils passende Rezept für das Pflegeprodukt auf Aloe-vera-Basis.

Reinigungsmaske für fettige Haut

Zutaten
- ▶ 4 gestrichene EL Magerquark
- ▶ 1 geschälte Orange
- ▶ 10 ml Aloe-vera-zehnfach-Gel

Zubereitung und Anwendung
Den Quark, die geschälte Orange sowie das Aloe-vera-zehnfach-Gel im Mixer gut mischen, dann dünn auf das Gesicht auftragen. Nach etwa 30 Minuten mit lauwarmem Wasser abwaschen und dann das Gesicht kalt nachspülen.

Reinigungsmaske für normale Haut

Zutaten
- ▶ Saft von 2 frisch gepressten Karotten
- ▶ 2 EL Schlagsahne
- ▶ 1 EL Leinsamenschrot
- ▶ 3 ml Aloe-vera-zehnfach-Gel

Zubereitung und Anwendung

Den Karottensaft herstellen und mit den anderen Zutaten in den Mixer geben. Alles gut vermischen. Dann auf die Haut auftragen und 20 Minuten einwirken lassen.

Die Schicht wird zuerst lauwarm abgewaschen, dann spült man kalt nach.

Zellregenerationsmasken für trockene Haut

Zutaten
- ▶ 2 gestrichene EL Quark
- ▶ 1/4 Salatgurke mit Schale
- ▶ 2 ml Aloe-vera-Frischzellenextrakt

Zubereitung und Anwendung

Die Gurke im Mixer pürieren, den Quark und den Frischzellenextrakt dazugeben; 4 Minuten im Mixer verquirlen. Dann auf Gesicht und Hals streichen. Nach 20 Minuten mit kaltem Wasser abwaschen.

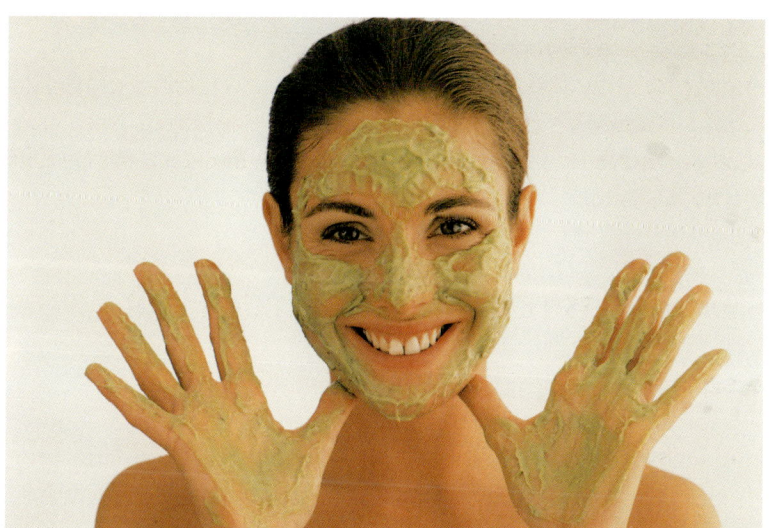

Für jede Körperzone, jedes Lebensalter und jeden Hauttyp bietet die Kosmetikbranche heute spezielle – meist sehr teure – Pflegeprodukte. Die nebenstehenden Maskenrezepturen stellen eine kostengünstige und naturbelassene Alternative dar.

Eine Zellregenerationsmaske mit Aloe-vera-Frischzellenextrakt erneuert die Hautzellen und strafft die Haut spürbar.

31

Auch Masken zur Zellregeneration sind Geschmackssache. Im Anschluss finden Sie eine versüßte Variante der natürlich kosmetischen Gesichtspflege, ebenfalls für die trockene Haut.

Zutaten
▶ 2 EL Quark
▶ 1 EL geschlagene Sahne
▶ 1 Banane
▶ 1 Eigelb
▶ 2 ml Aloe-vera-Frischzellenextrakt

Zubereitung und Anwendung
Alle Zutaten im Mixer so lange rühren, bis sie schaumig werden. Dann auf Gesicht und Hals auftragen und leicht einmassieren. 30 Minuten einwirken lassen, danach kalt abwaschen. Bananen bieten mit ihrem hohen Fruchtzucker- und Stärkeanteil die beste Basis für Zellregeneration und unterstützen die Heilwirkung des Frischzellenextrakts.

Eine dritte Zellregenerationsmaske zeichnet sich vor allem durch ihre wirkungsvollen öligen Substanzen aus. Das Rosenöl macht diese Maske zu einem duftenden Hauterlebnis für die trockene Haut.

Zutaten
▶ 1/8 l Vollmilch
▶ 20 g gemahlene Mandeln
▶ 3 ml Rosenholzöl
▶ 1 ml Rosmarinöl
▶ 50 ml Aloe-vera-Saft
▶ 2 ml Aloe-vera-Frischzellenextrakt

Zubereitung und Anwendung
Alle Zutaten in beliebiger Reihenfolge in den Mixer geben, 5 Minuten gründlich verquirlen. Dann auf das Gesicht auftragen und etwa 20 Minuten einwirken lassen. Abschließend mit lauwarmem Wasser abspülen.

Bananen sind nicht nur schmackhaft und gesund, sondern machen auch müde Zellen wieder munter. Kombiniert mit Aloe vera, wird die süße Frucht zur wahren Energiequelle für das Auftanken neuer Kräfte.

Zellregenerationsmasken für fettige Haut

Zutaten
- ▶ 3 EL Quark
- ▶ 20 ml Vollmilch
- ▶ 10 ml Aloe-vera-Gel
- ▶ 50 g frisches Sauerkraut

Zubereitung und Anwendung
Die Zutaten im Mixer mindestens 3 Minuten lang verquirlen. Anschließend die Masse auf die Haut auftragen und 20 Minuten lang einwirken lassen.
Die Maske lauwarm abspülen, anschließend kalt nachwaschen. Nach dieser Maske sollten Sie die Haut nicht eincremen.

Eine zweite, weniger deftige Anwendung zur Zellregeneration und Pflege der fettigen Haut ist die folgende Maske mit Mandelkleie, Gurken- und Tomatensaft.

Zutaten
- ▶ 1/8 l Buttermilch
- ▶ 2 EL Mandelkleie
- ▶ 5 ml Gurkensaft
- ▶ 5 ml Tomatensaft
- ▶ 6 ml Aloe-vera-zehnfach-Gel
- ▶ 1/8 l Magermilch

Zubereitung und Anwendung
Die Buttermilch, die Mandelkleie, den Gurkensaft, den Tomatensaft, das Aloe-vera-Gel und die Magermilch gründlich im Mixer mischen. Die Masse auf das Gesicht auftragen und 30 Minuten lang einwirken lassen.
Danach die Maske lauwarm abwaschen und das Gesicht zusätzlich mit etwas kalter Milch nachmassieren.

Sie können ganz leicht feststellen, ob Sie zu fettiger Haut neigen: Drücken Sie Ihr frisch gewaschenes Gesicht gegen den Badezimmerspiegel. Bleibt ein sichtbarer Fettfilm haften, produziert Ihre Haut zu viel Talg und sollte mit entsprechenden Produkten gepflegt werden.

Zellregenerationsmasken für entzündete Haut

Zutaten
▶ 3 EL Quark
▶ 2 EL Dickmilch
▶ 4 ml Aloe-vera-Frischzellenextrakt

Zubereitung und Anwendung
Den Quark, die Dickmilch und den Aloe-vera-Frischzellenextrakt gründlich miteinander vermischen und die entstehende Masse schnell auf die Gesichtshaut auftragen.
Die Masse muss erst vollständig an der Haut angetrocknet sein, bevor sie lauwarm abgewaschen werden soll.
Bitte halten Sie für alle entzündeten Hautpartien stets Aloe-vera-Frischzellenextrakt bereit.

Bei dieser zweiten Zellregenerationsmaske für die entzündete und empfindliche Haut kommt die entspannende Wirkung der Kamille in Verbindung mit dem Aloe-vera-Frischzellenextrakt besonders gut zur Geltung.

Zutaten
▶ 1/8 l Buttermilch
▶ 1 EL Heilerde
▶ 2 ml Kamillenöl
▶ 3 ml Aloe-vera-Frischzellenextrakt

Zubereitung und Anwendung
Die Buttermilch, die Heilerde, das Kamillenöl und den Aloe-vera-Frischzellenextrakt gründlich verrühren und die entstehende Masse schnell auf die Gesichtshaut auftragen. Die Maske sollte so lange auf der Haut bleiben, bis sie richtig angetrocknet ist. Dann mit lauwarmem Wasser abwaschen. Nach dieser Gesichtsmaske sollten Sie es die folgenden 8 Stunden vermeiden, eine Creme zu verwenden.

Um entzündeter Haut schnelle Linderung zu verschaffen, kann Aloe vera sehr wirksam sein. Die sanfte und beruhigende Maske hilft Ihrer Haut, sich schneller zu regenerieren.

Zellregenerationsmaske für unreine Haut

Zutaten
- ▶ 1/8 l Dickmilch
- ▶ 2 ml Kamillenöl
- ▶ 1 ml Propolisextrakt
- ▶ 3 ml Aloe-vera-Frischzellenextrakt

Zubereitung und Anwendung

Die Dickmilch, das Kamillenöl, den Propolisextrakt und den Aloe-vera-Frischzellenextrakt gut miteinander verrühren und schnell auf die Gesichtshaut auftragen. Die Gesichtsmaske 30 Minuten lang einwirken lassen, danach lauwarm abwaschen.
Diese Maske wirkt ausgezeichnet gegen Mitesser und bei Akne.

Alle hier aufgeführten Rezepte für Gesichtsmasken gehören zum Bereich der Frischkosmetik. Verwenden Sie daher – soweit nur irgend möglich – ausschließlich frische Zutaten. Vermeiden Sie unbedingt Konservierungsstoffe in den Zutaten.

Nicht nur in der Pubertät leiden manche Menschen unter unreiner Haut, die zur Bildung von Mitessern und Pickeln neigt. Eine Zellregenerationsmaske mit Aloe vera kann Wunder wirken. Bald wird Ihre Haut wieder rosig und gesund aussehen.

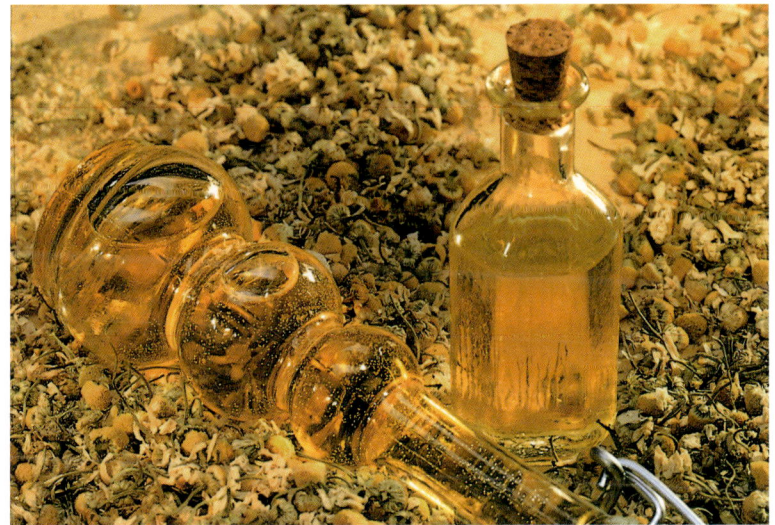

Die sanfte Konsistenz des Kamillenöls wirkt gerade auf die unreine und belastete Haut beruhigend und reizlindernd.

Seife – notwendig oder überflüssig?

Der Umgang mit Seife bei der Körperpflege ist heute so selbstverständlich wie die Handhabung von Besteck. Kaum jemand macht sich noch Gedanken über Sinn oder Unsinn dieses Reinigungsmittels, über die Risiken und Belastungen, die Seife für die Haut mit sich bringt.

Menschen, die unter Neurodermitis oder Psoriasis (Schuppenflechte) leiden, vermeiden in der Regel Seife völlig. Aber auch für Menschen ohne Hautprobleme gilt: Seife greift den Lipidschutzmantel der Haut an oder zerstört ihn völlig. In keinem Fall ist Seife als empfehlenswertes Reinigungsmittel zu bezeichnen.

Denken Sie einmal an die Werbung für Reinigungslotionen für Babys: Für zarte Babyhaut werden besonders milde und seifenfreie Lotionen angeboten. Sollten diese Lotionen nicht auch für die Haut der Erwachsenen sinnvoll sein, deren Haut ungleich mehr strapaziert wird?

Umwelteinflüsse, UV-Strahlung und Stress – zahlreiche Faktoren strapazieren Tag für Tag Ihre Haut, besonders die empfindliche Gesichtshaut. Vermeiden Sie zusätzliche Belastung mit scharfen Reinigungsmitteln wie Seife, und steigen Sie lieber auf sanftere Produkte um.

Reinigungslotion mit Aloe vera

Einen guten und hautfreundlichen Ersatz für überflüssige Seifenprodukte bietet die Aloe vera. Nachfolgende Rezeptur bietet eine völlig seifenfreie Waschlotion, die für zarte Babyhaut ebenso gut geeignet ist wie für die Haut Erwachsener.

Waschlotion mit Aloe vera

Zutaten
▶ 100 g Aloe-vera-Saft
▶ 5 g Sanfteen
▶ 60 g Betain
▶ 2 ml Zitronensaftkonzentrat
▶ 1 ml Kamillenextrakt
▶ 20 Tropfen D-Panthenol 75
▶ 1 ml Orchideenstabilisator
▶ 3 g Alginat

Zubereitung und Anwendung

Mischen Sie die Zutaten in einem geeigneten Gefäß, z. B. einer kleinen Schüssel, und stellen Sie die Lotion dann kühl. Diese Lotion kann wie eine Seife verwendet werden.

Ab dem 30. Lebensjahr empfiehlt es sich, dieser Waschlotion 2 Milliliter Aloe-vera-Frischzellenextrakt hinzuzufügen.

Kräuterschaumbad mit Aloe vera

Eine Wohltat für Ihre Haut und Ihren ganzen Körper bietet nachfolgendes entspannendes Kräuterschaumbad mit Aloe vera.

Zutaten

- ▶ 1 ml Melissenöl
- ▶ 1 ml Salbeiöl
- ▶ 1 ml Lavendelöl
- ▶ 6 g Rewoderm
- ▶ 4 g Sanfteen
- ▶ 100 g Betain
- ▶ 100 ml Aloe-vera-Saft
- ▶ 1 ml Orchideenstabilisator

Nach einem langen und anstrengenden Tag ist nichts so entspannend wie ein ausgedehntes Vollbad. Mit duftenden Kräuterölen wird ein Schaumbad zum Hochgenuss für Körper und Seele.

Zubereitung und Anwendung

Vermischen Sie zuerst in einem geeigneten Gefäß, z. B. einer kleinen Schüssel, das Melissenöl mit dem Salbei- und Lavendelöl zu einer homogenen Ölmischung. Geben Sie nun Rewoderm, Sanfteen und Betain hinzu. Als Nächstes rühren Sie den Aloe-vera-Saft unter die Mischung. Erst am Schluss fügen Sie vorsichtig den Orchideenstabilisator hinzu. Stellen Sie die Mischung für einige Stunden im Kühlschrank kalt.

Die benötigte Menge für ein Bad ist nicht festzulegen – finden Sie Ihre persönliche Vorliebe heraus.

Sie können die Schaumbadmischung in einer dunklen Flasche für einige Tage kühl aufbewahren. Vor Gebrauch schütteln.

Aloe-vera-Cremes

Der gute Ruf der Aloe vera

Cremes, Shampoos und kosmetische Pflegemittel mit Aloe vera besitzen einen legendären Ruf: Sie machen schön, glätten die Haut, vermindern Falten und regulieren die Hautfeuchtigkeit. Zahlreiche Kosmetikfirmen machen gute Umsätze mit ihren Aloe-vera-Produkten.
Leider halten viele Kosmetikprodukte nicht, was sie versprechen: Wo Aloe vera auf der Packung steht, ist noch lange nicht ausreichend viel Aloe vera drin. Die Stiftung »Ökotest« veröffentlichte Anfang 1997 eine Untersuchung über Nachtcremes: Keine einzige Creme konnte uneingeschränkt empfohlen werden.

Zu viel Wasser, zu wenig Aloe vera

Viele Aloe-vera-Cremes, die auf dem Markt angeboten werden, besitzen nur einen Aloe-vera-Anteil von weniger als fünf Prozent – das ist viel zu wenig. Dagegen bieten die Cremes einen Wasseranteil von bis zu 90 Prozent. Fünf Prozent Wirkung und 95 Prozent Zusätze – nirgendwo kaufen Sie Wasser so teuer wie in Cremes.

Lassen Sie sich nicht von der Kosmetikbranche durch Scheininformationen beeindrucken. Fertige Aloe-vera-Produkte enthalten oft viel zu wenig Aloe-vera-Extrakt. Am besten stellen Sie Ihre täglichen Körperpflegeprodukte einfach selbst her.

Grundregeln für Aloe-vera-Cremes

Betrügen Sie sich nicht selbst mit gekauften Aloe-vera-Produkten, sondern beginnen Sie mit der Eigenproduktion Ihrer Aloe-vera-Cremes. Sie werden sehen – und fühlen: Gute Wirkung, geringe Kosten und einfache Herstellung gehen Hand in Hand. Hierzu ein paar Tips:

▶ **Saft statt Wasser**
Trennen Sie sich bitte von der Vorstellung, Aloe-vera-Cremes müssten hauptsächlich aus Wasser bestehen. Mit Aloe-vera-Saft statt mit Wasser erhalten Sie eine exzellente, hochwirksame Aloe-vera-Creme.

▶ **Nicht zu stark erhitzen**
Der Flüssigkeitsanteil der Creme darf nicht höher als 45 °C erhitzt werden.

▶ **Nur einmal erhitzen**
Die Creme sollte nur einmal erhitzt werden.

Aspekte der Eigenproduktion

Es gibt zahlreiche Gründe, warum mehr und mehr Menschen dazu übergehen, kosmetische Cremes aus natürlichen und gesunden Zutaten selbst herzustellen:

▶ Schlechte oder unpassende Fertigprodukte
▶ Hohe Kosten der gekauften Kosmetika
▶ Wunsch nach individueller Hautbehandlung und -pflege
▶ Natürliches Schönheits- und Harmonieempfinden
▶ Gesundheitsbewusste Vermeidung von Zusatzstoffen
▶ Nebenverdienst durch Verkauf von Naturkosmetika

Immer mehr Menschen stellen Ihre Kosmetikprodukte lieber selbst her, weil sie den Versprechungen der Werbewelt misstrauen. Tatsächlich hat die Eigenproduktion viele Vorteile und macht vor allem auch großen Spaß.

Grundrezept für Aloe-vera-Cremes

Zutaten
▶ 50 g Tegomulus
▶ 120 g Mandelöl
▶ 40 g Kakaobutter
▶ 660 ml Aloe-vera-Saft
▶ 3 ml Orchideenstabilisator
▶ 3 ml Aloe-vera-Frischzellenextrakt

Zubereitung
Erwärmen Sie das Tegomulus zusammen mit dem Mandelöl, bis das Tegomulus geschmolzen ist. In einem separaten Topf erhitzen Sie die Kakaobutter, bis sie schmilzt. Dann geben Sie die Kakaobutter zur Mischung aus Tegomulus und Mandelöl, wenn diese wieder auf 45 °C abgekühlt ist.

Erwärmen Sie gleichzeitig in einem eigenen Gefäß den Aloe-vera-Saft auf 45 °C. Geben Sie die Mischung aus Tegomulus, Mandelöl und Kakaobutter zum Aloe-vera-Saft hinzu, und verrühren Sie alles gründlich miteinander.

Sobald diese Crememasse auf 38 °C abgekühlt ist, geben Sie den Orchideenstabilisator sowie den Aloe-vera-Frischzellenextrakt hinzu.

Bitte beachten Sie auch für andere Cremerezepturen: Das Verhältnis zwischen Fett und Flüssigkeit bei einer Creme für normale Haut beträgt etwa eins zu drei.

Variationen und Varianten

Wenn Sie das Grundrezept für Aloe-vera-Creme variieren, können Sie auf Ihre persönlichen Stimmungsschwankungen und Ihre individuellen Gesundheitsbedürfnisse eingehen.

Aloe-vera-Creme bei prämenstruellem Syndrom (PMS)

Zutaten
(zusätzlich zum Grundrezept auf Seite 39)
▶ 1 ml Johanniskrautöl
▶ 2 ml Ylang-Ylang
▶ 1 ml Melissenöl

Zubereitung
Fügen Sie der fertigen Creme (Zubereitung siehe Seite 39) beim Erkalten auf etwa 38 °C noch das Johanniskrautöl, das Ylang-Ylang und das Melissenöl hinzu.
Benutzen Sie diese Creme nicht nur als Tagescreme, sondern auch am Abend. Verbinden Sie dadurch Hautpflege mit zusätzlichen Streicheleinheiten für Ihre Psyche.

Die »Tage vor den Tagen« sind für viele Frauen mit körperlichen Beschwerden und Stimmungsschwankungen verbunden. Der regelmäßige Gebrauch von Aloe-vera-Creme mit Johanniskrautöl kann Ihnen helfen, sich in dieser Zeit ein dickeres Fell zuzulegen.

Aloe-vera-Creme mit Duftakzent

Zutaten
(zusätzlich zum Grundrezept auf Seite 39)
▶ 1 ml Sandelholzöl
▶ 1 ml Rosenöl

Zubereitung
Fügen Sie der fertigen Creme (Zubereitung siehe Seite 39) beim Erkalten auf etwa 38 °C noch Sandelholzöl und Rosenöl hinzu.

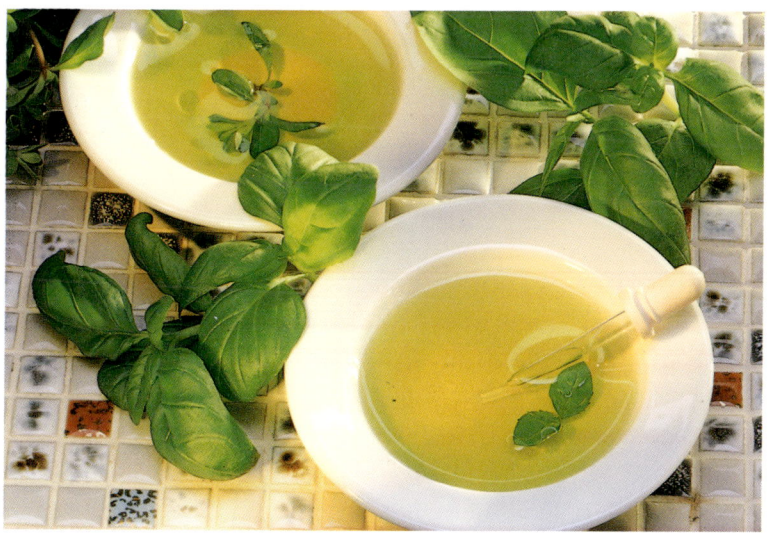

Die Aloe-vera-Creme mit ätherischen Ölen wirkt wohl tuend und entspannend – z.B. nach einem anstrengenden Arbeitstag.

Duftlampe kontra Cremes

Alle Duftlampeneffekte lassen sich auch mit einer Creme nachvollziehen – nur viel gesundheitsbewusster. Duftlampen erzeugen – wie jede Verbrennung – Ruß und Krebs erregende Partikel.

Aloe-vera-Creme mit ätherischen Ölen

Zutaten
(zusätzlich zum Grundrezept auf Seite 39)
▶ 1 ml Bitterorangeöl
▶ 2 ml Basilikumöl
▶ 1 ml Bohnenkrautöl
▶ 2 ml Ysop

Zubereitung
Fügen Sie der fertigen Creme (Zubereitung siehe Seite 39) beim Erkalten auf etwa 38 °C noch die genannten ätherischen Öle zu.

Wie eine Beatmung der Seele wirken ätherische Öle, die sich problemlos mit Aloe vera zu einer duftenden Creme verarbeiten lassen. So lässt sich die tägliche Körperpflege mit den positiven Aspekten der Aromatherapie kombinieren.

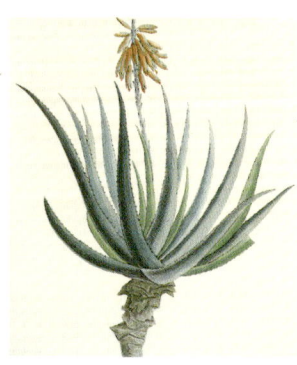

Mehr als 250 Aloearten gibt es. Eine davon ist die Aloe soccotrina.

Durch ihre vielfältige Anwendbarkeit ist die Aloe vera für viele Völker in der Vergangenheit und in der Gegenwart eine Heilpflanze von unschätzbarem Wert geworden.

Aloe-vera-Rezepturen von A bis Z

Vorbemerkung

Die hier aufgeführten Aloe-vera-Rezepturen haben sich über Jahrhunderte hinweg in der Heilkunde alter Völker bewährt. Viele Quellen der Rezepte liegen in der Karibik. Wenn Sie Rezepturen ausprobieren wollen, dann sollten Sie unbedingt auf die Qualität der Zutaten achten. Das Hauptaugenmerk sollte darauf gerichtet sein, dass die Aloe-vera-Produkte frei von Rückständen wie Pestiziden sind. Wenn Sie unsicher sind, holen Sie sich den Rat Ihres Arztes oder Apothekers. Idealerweise kennen Sie sogar einen kompetenten Naturmediziner.

Abszesse

Kurzdefinition

Abszesse sind abgegrenzte Eiteransammlungen, die im Körpergewebe durch eine Entzündung entstehen. Abszesse können an vielen Körperstellen entstehen. Nur Ärzte dürfen Abszesse öffnen. Bei unsachgemäßer Behandlung besteht Lebensgefahr durch eine Blutvergiftung.

Rezepturen für die äußere Behandlung

▶ **Zubereitung** 50 Milliliter Aloe-vera-Saft werden mit 5 Milliliter Bohnenkraut-, 5 Milliliter Bergamotte- und 4 Milliliter Kamillenextrakt verrührt. In diese Masse 15 Gramm Pektin unterrühren. 20 Minuten warten, bis die Masse geliert ist. Dann das Aloe-vera-Gel auf die betroffenen Körperstellen auftragen. Das Gel muss mindestens 9 Stunden einwirken.

▶ **Erste Variation**

Verwenden Sie statt des Aloe-vera-Safts die gleiche Menge Aloe-vera-zehnfach-Extrakt. Die Einwirkzeit verringert sich so auf 8 Stunden.

▶ **Zweite Variation**

Falls Ihnen Aloe-vera-Frischzellenextrakt zur Verfügung steht, könnten Sie diesen pur ohne ätherische Öle benutzen. Die Behandlungszeit verkürzt sich auf 2 Stunden.

Rezeptur für die innere Behandlung

▶ **Zubereitung** 100 Milliliter Weizengrassaft, 10 Milliliter Aloe-vera-Saft, 10 Milliliter Wintergreen und 10 Milliliter Propolis miteinander verrühren. Die Mischung sollten Sie dann über den Tag verteilt in 3 Portionen trinken.

Verwenden Sie statt der wässrigen Lösungen von Propolis und Wintergreen keinesfalls ätherische Öle.

Rezeptur für die Behandlung eines offenen Abszesses

▶ **Zubereitung** 5 Milliliter Wintergreen, 5 Milliliter Propolis mit 10 Milliliter Aloe-vera-zehnfach-Gel verrühren und auf die Wunde geben. Wenn Sie statt des Gels 5 Milliliter Aloe-vera-Frischzellenextrakt einsetzen, halbiert sich die Heilungszeit.

Akne

Kurzdefinition

Akne äußert sich durch hässliche Pickel, Knoten sowie Mitesser und entsteht meist durch eine Störung des Hormonhaushalts oder durch Stoffwechselstörungen. Akne ist eine der häufigsten Hautkrankheiten – und das leidige Schicksal Hunderttausender pubertierender Jugendlicher. Aber auch Erwachsene können Akne bekommen, wenn ihr Stoffwechsel lang anhaltend gestört ist.

Die positive Wirkung von Aloe vera auf zahlreiche Krankheiten und Leiden ist unumstritten. Bei lang anhaltenden Beschwerden ersetzt jedoch auch die regelmäßige Verwendung dieser Pflanze nicht den Gang zum Arzt oder zum Apotheker.

Ein brennendes Problem – auch für die Industrie

Nach der erfolgreichen Behandlung von Akne bleiben häufig entstellende Narben zurück, die nicht minder belastend für den Betroffenen sein können. Um dies zu vermeiden, ist es ratsam, Akne von vornherein mit Aloe-vera-Produkten zu behandeln.

Wegen der großen Verbreitung von Akne sind zahlreiche Mittel gegen Akne im Apothekenregal oder gar im Supermarkt zu finden. Jede Jugendzeitschrift oder Talkshow mit Teenies widmet sich ausführlich diesem Thema. Leider enthalten jedoch zahlreiche Mittel gegen Akne bedenkliche Inhaltsstoffe. Eine regelmäßige Langzeitanwendung – wie sie bei Akne in der Regel nötig ist – erscheint daher problematisch und risikoreich. Mit Aloe vera kann jeder Gesichts- und Körpermasken herstellen und damit sanft und wirksam diese oft entstellenden Hautbeschwerden zurückdrängen. Unerwünschte Nebenwirkungen gibt es dabei nicht. Zudem sind Aloe-vera-Mittel gegen Akne äußerst preiswert. Für Jugendliche mit finanziell schmalem Etat dürfte dies willkommen sein.

Rezeptur für die äußere Behandlung

Lösungsvermittler LV 41 ist pflanzlicher Herkunft. Er wird vorwiegend als Emulgator eingesetzt, um wasserunlösliche mit wasserlöslichen Flüssigkeiten zu homogenisieren.

▶ **Zubereitung** 40 Milliliter Aloe-vera-zehnfach-Gel oder 2 Milliliter Aloe-vera-Frischzellenextrakt, 10 Milliliter Teebaumöl, 2 Milliliter Bayöl, 6 Milliliter Schafgarbenöl, 3 Milliliter Toluöl, 3 Milliliter Petitgrainöl und 200 Milliliter Weizengrassaft werden unter Zugabe von 8 Milliliter Lösungsvermittler LV 41 etwa 3 Minuten lang gründlich miteinander verrührt. Dann 10 Milliliter Gummi-arabicum-Extrakt und 6 Gramm Xanthan hinzugeben, nochmals 5 Minuten kräftig rühren. Wenn die Masse geliert ist, auf die befallenen Hautpartien auftragen. Die Aloe-vera-Masse mindestens 15 Minuten einwirken lassen, dann mit lauwarmem Wasser ohne Seife abwaschen.

Mit 10 Milliliter Propolisextrakt (vor dem Gelieren zugeben) können Sie die Aknepackung 2 Monate lang haltbar machen. Bis zu 1 Woche kann das Aknemittel auch im Kühlschrank gelagert werden.

Akne entsteht im Körper, niemals auf der Haut. Eine erfolgreiche Aknebehandlung bekämpft daher das innere Ungleichgewicht. Aloe-vera-Saft und Weizengrassaft bieten hierfür eine erfolgreiche Trinkkur: 3-mal täglich vor den Mahlzeiten je 50 Milliliter Aloe-vera-Saft und Weizengrassaft trinken. Geschmacksverbesserung durch Ananassaft.

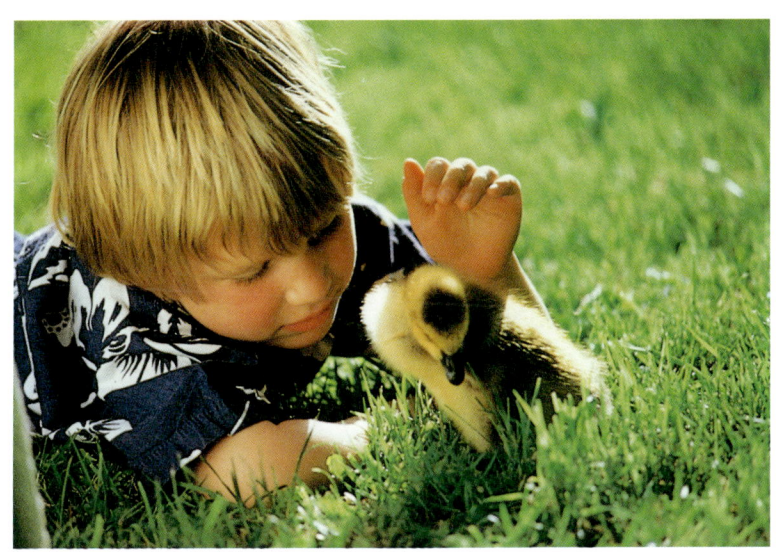

Allergien auf Pollen, Lebensmittel, Tierhaare und -federn können von einem Tag auf den anderen auftreten. Hautveränderungen sollten daher vor allem bei Kindern genau beobachtet werden.

Allergien

Kurzdefinition

Überempfindliche Reaktionen auf bestimmte Substanzen bezeichnet man als Allergie. Auslösen können diese Krankheit zahlreiche Allergene. Die häufigsten Auslöser sind Pollen, Nahrungsmittel, Medikamente, Staub und Tierhaare. Auch ungelöste psychische Probleme vermögen Allergien auszulösen.

Die Anzahl der festgestellten Allergien nimmt rapide zu. Vermutlich steht die weit verbreitete Dysbalance des Immunsystems mit dieser Zunahme in Zusammenhang. Allergische Erscheinungen zeigen sich vorwiegend an:

▶ Haut

▶ Luftwegen

▶ Augen

▶ Nase

▶ Verdauungswegen

Die häufigsten Allergiesymptome sind Nesselfieber, Ekzeme, Heuschnupfen und Asthma.

Ob Staub, Tierhaare oder Pollen – es gibt unzählige Auslöser für Allergien. Auch Stress kann sich begünstigend auf diese Leiden auswirken. Denn Allergien sind wie viele Reaktionen des Körpers entweder unser Spiegel oder Botschaften, die wir ernst nehmen sollten.

Die Suche nach dem Auslöser beginnt

Wird eine Allergie festgestellt, dann steht eine langwierige Suche nach dem Auslöser bevor. Ist dieser gefunden, kann das Allergen – falls möglich – vermieden werden. Standardisierte Allergietests beschleunigen die Suche.

Hierzu wird meist ein Pflaster mit verschiedenen Substanzen auf die Haut geklebt. Reagiert die Haut mit Rötung auf eine oder mehrere Substanzen, dann wird die Suche nach dem Allergen in dieser Richtung intensiver fortgesetzt.

Leider ist die Vermeidung von allergieauslösenden Stoffen in der Praxis nicht so einfach, denn fast niemand kann sich seine Umgebung aussuchen. Fast alle Menschen sind potenziellen Allergenen willkürlich ausgesetzt.

Auch für Allergiker gilt: Zur Vorbeugung und Behandlung von Erkrankungen aller Arten steht die Harmonisierung des Immunsystems an oberster Stelle. Mit Aloe-vera-Produkten können Sie Ihre körperliche Abwehr sanft und wirksam optimieren.

Immunstabilisierung

Eine weitere Möglichkeit, gegen Allergien vorzugehen, besteht in der Harmonisierung des Immunsystems. Dabei wird das Immunsystem des betroffenen Menschen so weit stabilisiert, dass die überschießende allergische Reaktion nicht zum akuten Ausbruch kommt. Mit den Produkten der Aloe vera ist dies sowohl innerlich wie auch äußerlich möglich. Die Indios auf Yukatan, die oft unter erbärmlichen Umständen leben müssen, haben hier einige sehr erfolgreiche Rezepturen für Allergiker entwickelt.

Rezeptur für eine Allergiecreme

▶ **Zubereitung** Der Fettanteil (50 Gramm Tegomulus, 120 Gramm Sonnenblumenöl und 20 Gramm Kakaobutter) wird auf 55 °C erhitzt. Der Flüssigkeitsanteil wird aus 285 Gramm Aloe-vera-Saft und 285 Gramm Weizengrassaft gemischt und ebenfalls auf 55 °C erhitzt. Den Fettanteil in die Flüssigkeit einrühren.

Das Öl-Wasser-Verhältnis dieser Creme sollte 1 zu 3 sein; es werden also 570 Gramm Flüssigkeit eingemischt.

So stellen Sie selbst Cremes her

Aloe-vera-Saft, Aloe-vera-zehnfach-Gel und Frischzellen bieten sehr vielfältige Möglichkeiten, gegen Allergien anzukämpfen. Ob nun Gel oder Creme – das ist letztendlich Geschmackssache. Da Cremes mit Aloe vera gerne verwendet werden, erfahren Sie hier, wie Sie solche Cremes selbst herstellen können.

▶ Cremes sind – ähnlich der Mayonnaise – ein Fett-Wasser-Gemisch. Mit einem Emulgator wird Öl und Wasser zu einer mehr oder weniger festen Masse verbunden. Je höher der Wasseranteil in einer Creme ist, desto stärker muss der Emulgator für Öl und Wasser sein.

▶ Der beste Emulgator für Naturcremes ist Tegomulus. Dieser Lebensmittelemulgator eignet sich hervorragend für Hautcremes. Sie erhalten Tegomulus ohne Probleme in Naturläden oder in Ihrer Apotheke.

▶ Das preiswerteste Öl für eine Creme ist Sonnenblumenöl. Mit steigenden Kenntnissen bei der Cremeherstellung können Sie im Lauf der Zeit auch spezifisch bessere Öle einsetzen.

▶ Nun stellt sich die Frage, wie Sie mit dem großen Flüssigkeitspotenzial der Creme umgehen wollen:
Ersetzen Sie das Wasser durch Aloe-vera-Saft.
Oder Sie verwenden je zur Hälfte Aloe-vera-Saft und Weizengrassaft.

▶ Ätherische Öle wirken gegen Viren und stärken die Immunkraft des Körpers. Dazu zählen folgende Öle:
▶ Lavendelöl
▶ Melissenöl
▶ Zitronenöl
▶ Grapefruitkernöl

▶ Als preiswertester, hautpflegender und natürlicher Konsistenzgeber bietet sich Kakaobutter an. Auch sie ist ohne Probleme erhältlich.

▶ Cremes können zusätzliche Funktionen erfüllen, z. B. Umweltgifte auf der Haut binden und vor schädlichen Stoffen schützen.
Diese Funktion ist einfach durch so genannte Radikalefänger wie Vitamin A, E und C zu erreichen.
Alle diese Vitamine erhalten Sie in Pulverform in Drogerien oder in Ihrer Apotheke.

▶ Mit Propolis können Sie Ihre Creme haltbar machen.

Wasser und Öl stoßen sich ab. Um diesen Effekt bei der Herstellung von Cremes zu umgehen, benötigen Sie einen Emulgator. Das natürliche Tegomulus eignet sich hierfür besonders gut.

Nun ist eine gerührte Masse von 760 Gramm entstanden. Die Creme auf 35 °C abkühlen lassen und die Wirkstoffe einrühren: Zunächst kommen jeweils 8 Gramm Lavendelöl, Melissenöl, Zitronenöl und Grapefruitkernöl, sodann 6 Gramm Multivitaminpräparat (Vitamin A, C und E) dazu. Zum Schluss werden 5 Gramm Propolisextrakt zur Haltbarmachung der Creme untergemischt.

Diese Creme bewirkt schon nach einwöchiger Behandlung einen spürbaren Rückgang der Allergieanfälle. Die Behandlungsdauer richtet sich nach der Schwere der Allergie. Zugleich wird die Haut durch die Zugabe der Vitamine als Radikalefänger entgiftet, was sich wohl tuend auf den Gesamtzustand auswirkt.

Die Behandlung von Allergien ist oft eine langjährige und lästige Prozedur. Bei der Verwendung von Aloe-vera-Cremes stellt sich hingegen bereits nach kürzester Zeit eine spürbare Besserung der Beschwerden ein.

Rezeptur für eine Antiallergenmixtur

Durch die Einnahme einer speziellen Antiallergenmixtur können Sie Ihre Allergiebehandlung noch optimieren.

▶ **Zubereitung** 3-mal täglich jeweils 50 Milliliter Aloe-vera-Saft, Weizengrassaft sowie 10 Milliliter Grapefruitkernöl, die mit 2 Milliliter Lösungsvermittler LV 41 verquirlt wurden, vor den Mahlzeiten trinken.

▶ Die das Immunsystem kräftigende Wirkung ist 80-mal stärker, wenn statt des Aloe-vera-Safts Aloe-vera-Frischzellenextrakt für den Drink verwendet wird. Dann sollten Sie allerdings nur 5 Milliliter Aloe-vera-Frischzellenextrakt verwenden, die mit 45 Milliliter Orangensaft auf 50 Milliliter gestreckt werden.

Kur mit der Natur

Rezepturen zur Stärkung der Immunkraft sollten stets als längerfristige Kuren angewandt werden. Die durchschnittliche Dauer der »Kur mit der Natur« beträgt etwa zwei Monate.

Auch wenn Sie sich bereits nach viel kürzerer Zeit entschieden besser fühlen, sollten Sie die Kur nicht verfrüht absetzen. Die Gegenreaktion des Körpers wäre sehr bald zu erwarten.

Auch bei Daueranwendungen und bei vorzeitigem Abbruch einer Kur sind keinerlei unerwünschte Nebenwirkungen zu befürchten.

Anämie

Kurzdefinition

Unter Anämie (Blutarmut) versteht man die krankhafte Verminderung der roten Blutkörperchen oder des Blutfarbstoffs Hämoglobin. Es gibt mehrere hundert Arten der Blutarmut.

Aloe vera wirkt durch Acemannan direkt und sehr effizient auf die roten Blutkörperchen und deren Vermehrung. In vielen Fällen konnte Anämie allein durch Aloe-vera-Saft oder Aloe-vera-zehnfach-Gel geheilt werden.

Auch manche Blutkrebsarten lassen sich möglicherweise durch folgende Trinkkur in Schach halten bzw. in ihrer Entwicklung hemmen.

▶ 3-mal täglich jeweils 50 Milliliter Aloe-vera-zehnfach-Gel oder 4 Milliliter Aloe-vera-Frischzellenextrakt mit 50 Milliliter Weizengrassaft, 10 Milliliter Eleutherokokkus und 10 Milliliter wässriger Echinazinlösung vermischen und trinken.

Anämische (blutarme) Menschen leiden häufig unter Müdigkeit oder Schlaffheit. Eine Behandlung mit Aloe vera kann hier sehr hilfreich sein und die Lebenskräfte mobilisieren.

Angina Plaut-Vincent

Kurzdefinition

Angina Plaut-Vincent nennt man die meist einseitige Entzündung des Rachenringes, insbesondere der Gaumenmandeln. Auslöser dieser Angina sind Bakterien und Treponemen.

▶ **Zubereitung** Das wirksame Gegenmittel: 5 Milliliter Thymianöl, 2 Milliliter Lösungsvermittler LV 41, 2 Milliliter Ingweröl, 1 Milliliter Propolis mit 50 Milliliter Aloe-vera-Saft mischen und mit dieser Lösung 3-mal täglich jeweils 4 Minuten gurgeln.

Anwendungszeit: 8 Stunden, um eine mildernde Reaktion zu verspüren; 4 Tage zur Abheilung.

Diese Aloe-vera-Rezeptur ersetzt in sehr vielen Fällen die Einnahme der doch häufig mit gesundheitlichen Nebenwirkungen verbundenen Antibiotika.

Angstzustände

Kurzdefinition

Gesteigerte Furcht, die sich in körperlichem Unwohlsein, Schweißausbrüchen, hastigem Atmen, Zittern oder Herzrasen äußert, bezeichnen Mediziner als Angstzustände.

In der Behandlung solcher Angstzustände sollte man konsequent umdenken: Es gibt zu viele Tranquilizer (beruhigende Drogen). Ihnen allen ist gemeinsam, dass sie süchtig machen und die Anwender in einen Teufelskreis der Abhängigkeit stürzen. Allein im deutschsprachigen Raum gibt es 1997 rund vier Millionen Suchtkranke durch Beruhigungsmittel. Vom Standpunkt der Naturheilkunde aus gibt es keine Rechtfertigung für chemische Tranquilizer, da selbst in den am schwersten wiegenden Fällen stets die Möglichkeit einer Phytotherapie (Therapie mit Pflanzen) ohne Nebenwirkungen möglich ist.

> Die Ursache für Angstzustände sind meist unverarbeitete psychische Probleme. Um ihrer Herr zu werden, benötigen viele Menschen professionelle therapeutische Hilfe. Bei akuten Anfällen können jedoch auch pflanzliche Beruhigungsmittel helfen.

Aromatherapie

Die Aromatherapie ist schon fast modisch schick geworden. Leider haben viele Interessenten – und auch Therapeuten – das Wirkungsprinzip der Aromatherapie nicht verstanden oder wenden es falsch an. Niemand kann Angstzustände dadurch bekämpfen, dass ätherische Öle in einer Duftlampe verdunstet werden. Vielleicht werden die Angstzustände kurzzeitig etwas gemildert. Eine Beseitigung ist jedoch nur durch eine intensive Betreuung, meist psychotherapeutischer Art, möglich. Die alten Inkapriester auf Yukatan kannten jedoch schon eine Form der Aromatherapie, die auch schwere seelische Störungen tatsächlich beheben kann – aromatische Cremes aus Aloe vera.

Angstzustände sind lang andauernd: Durchschnittlich beherrschen sie das menschliche Bewusstsein etwa drei bis vier Stunden. Wird eine Aloe-vera-Creme (siehe »Allergien«, Seite 45) mit genug Aromaessenz versehen, so hält der Duft der Creme auf der Haut mindestens acht Stunden an, deutlich länger als die drei bis vier Stunden der Angstzustände.

Rezeptur für eine Aromacreme gegen Angstzustände

▶ **Zubereitung** 50 Gramm Tegomulus, 120 Gramm Sonnenblumenöl, 20 Gramm Kakaobutter werden auf 50 °C erhitzt. Auf die gleiche Temperatur werden 285 Gramm Aloe-vera-Saft und 285 Gramm Weizengrassaft gebracht und langsam in die Fettmasse verrührt. Sobald bei ständigem Rühren die entstandene Crememasse auf 38 °C abgekühlt ist, geben Sie 8 Milliliter Neroli-, 4 Milliliter Geranien-, 4 Milliliter Weihrauch-, 4 Milliliter Lavendel-, 8 Milliliter Melissen- und 8 Milliliter Muskatellersalbeiöl hinzu. Für die Haltbarmachung mischen Sie noch 10 Milliliter Propolisextrakt unter. Diese Creme hat sich als Nachtcreme gegen Albträume bei vielen Menschen bewährt.

Arteriosklerose

Kurzdefinition

Wenn sich Cholesterin, Lipoide und Kalksalze an den Wänden der Arterien ablagern, bezeichnet man diesen Vorgang als Arteriosklerose (Arterienverkalkung). Die klassische Schulmedizin hat noch nicht alle Ursachen identifiziert, warum der Körper hier Kalk ablagert; sie sieht den Vorgang als ein Zusammenspiel mehrerer Faktoren bzw. Risikofaktoren an, wie falsche Ernährung, Stress, Stoffwechselstörungen u. v. a. m. Karibische Therapeuten und zunehmend auch US-amerikanische Wissenschaftler erklären die Kalkablagerung als Körperreaktion auf dickflüssiges, sehr pH-saures Blut.

Aloe-vera-Saft, Weizengrassaft, Rosmarinöl und Knoblauchsaft neutralisieren saures Blut. In der Naturheilfarm Claro de Luna bei Puerto Plata behandelt man die Arteriosklerose erfolgreich mit folgender Trinkkur: 3-mal täglich jeweils 50 Milliliter Aloe-vera-Saft mit 50 Milliliter Weizengrassaft vermischen, 5 Milliliter Knoblauchsaft hinzufügen und trinken. Ärzte in der Karibik behaupten, dieser Drink – mindestens zwei Monate pro Jahr genommen – stoppe die Arterienverkalkung nicht nur, sondern löse sie ganz langsam auch wieder auf.

Besonders im fortgeschrittenen Alter ist Arteriosklerose sehr verbreitet. Die regelmäßige Einnahme von Aloe vera reduziert die Gefahr, an Gefäßverkalkung zu erkranken, und kann auch als unterstützende Behandlungsmethode durchaus empfehlenswert sein.

Arthritis

Kurzdefinition

Die Entzündung von Gelenken und die daraus folgenden Veränderungen an den Gelenken nennt man Arthritis. Zwar kennt man heute schon eine ganze Reihe von Arthritiserregern, doch sind bei weitem noch nicht alle möglichen Ursachen bekannt. Meist entsteht die Arthritis durch Infektionen mit Viren, Bakterien oder – weitaus häufiger – durch Stoffwechselerkrankungen wie z. B. Gicht.

Die meisten Arthritiskranken leiden unter der so genannten rheumatoiden Arthritis. Hier sind nicht nur die Gelenke entzündet, sondern auch das Bindegewebe.

Der quälende Schmerz bei Arthritis lässt sich durch die konsequente Behandlung mit Aloe vera vermindern. Die besten Erfolge können hier durch regelmäßige äußere Anwendung, unterstützt von einer Trinkkur, erzielt werden.

Stärkung der natürlichen Widerstandskraft

Es gibt zahlreiche innerlich wie auch äußerlich anwendbare Arthritisrezepte mit Aloe vera. Diese Anwendungen erzielen Erfolge, weil Aloe vera in allen Darreichungsformen die natürlichen Widerstandskräfte des Körpers steigert und die arthritischen Entzündungen zumindest abschwächt.

Rezeptur für die äußerliche Behandlung

▶ **Zubereitung** 15 Milliliter Aloe-vera-Frischzellenextrakt, 10 Milliliter Bayöl, 10 Milliliter Korianderöl, 3 Milliliter Cassia, 5 Milliliter Lösungsvermittler LV 41 miteinander verrühren, dann 3 Milliliter Alginat darunter rühren. Die Masse ruhen lassen, bis sich ein Gel gebildet hat. Dieses Gel wird dann dünn auf die schmerzenden Gelenke aufgetragen und sanft einmassiert, bis es völlig von der Haut aufgenommen ist. Die Behandlung muss 1 Woche lang 1-mal pro Tag durchgeführt werden.

▶ Unterstützen Sie diese Anwendung durch folgende Trinkkur: 3-mal täglich jeweils 50 Milliliter Aloe-vera-Saft mit 6 Milliliter wässriger Lösung von Propolis.

Asthma

Kurzdefinition

Mit Asthma bezeichnet man die anfallsweise auftretende Behinderung der Atmung, verbunden mit einer Verkrampfung der Bronchien.
Die Behandlung von Asthma ist identisch mit der Allergierezeptur zur inneren Anwendung (siehe Seite 48). Zur äußerlichen Behandlung empfiehlt es sich, ein Aloe-vera-Gel mit Eukalyptus anzuwenden (siehe »Bronchitis«, Seite 55).

Blähungen

Kurzdefinition

Blähungen sind (normale) physiologische Vorgänge im Darm, bei denen Gase freigesetzt werden. Mit Aloe-vera-Saft können Blähungen zwar nicht völlig vermieden, aber deutlich vermindert werden. Leidet jemand lange und regelmäßig unter Blähungen, dann können dies auch Symptome eines Reizkolons oder einer gefährlichen Darmerkrankung sein.

Blasenentzündung (Zystitis)

Kurzdefinition

Blasenkatarrh, Blasenentzündung und Entzündung der Blasenschleimhaut werden als Zystitis bezeichnet. Die innere Behandlung der Blasenentzündung erfolgt mit stärkenden Aloe-vera-Drinks.
Die äußere Behandlung ist durch Sitzbäder oder Vollbäder leicht zu bewerkstelligen.
Entscheiden Sie sich im Zweifelsfall für ein Vollbad, da hier die Inhaltsstoffe vom gesamten Körper genutzt werden können.

Frauen sind sehr anfällig für Blasenentzündungen, die sich meist durch Schmerzen beim Wasserlassen bemerkbar machen. Wichtig ist es dann, pro Tag mindestens zwei bis drei Liter zu trinken, um die Keime aus der Blase zu spülen.

Rezeptur für ein entzündungshemmendes Schaumbad

▶ **Zubereitung** 50 Gramm Aloe-vera-zehnfach-Gel, 50 Gramm Weizengrassaft, 6 Gramm Rewoderm, 4 Gramm Sanfteen, 80 Gramm Betain, 20 Gramm Zetesol, 4 Milliliter Nutrilan, 3 Milliliter Grapefruitkernöl, 3 Milliliter Melissenöl und 5 Milliliter D-Panthenol 75 etwa 5 Minuten lang zusammenrühren.

Von diesem Badezusatz verwendet man bis zu 3 Esslöffel für ein Vollbad. Die Mischung gut 20 Minuten bei 36 °C Wassertemperatur einwirken lassen.

Während einer Blasenentzündung ist es ratsam, täglich ein bis zwei Vollbäder mit diesem Badezusatz zu nehmen.

Rezeptur für eine entzündungshemmende Intimlotion

Um gar nicht erst eine Blasenentzündung zu riskieren, ist es besonders für anfällige Menschen ratsam, rechtzeitig Vorsorge zu treffen. Regelmäßige Waschungen des Intimbereichs mit Aloe vera eignen sich hierfür hervorragend.

Prophylaktisch (vorbeugend) sollten Sie täglich eine Waschung des Intimbereichs mit einer Aloe-vera-Lotion vornehmen, besonders wenn Sie auf Reisen sind oder wenn Sie schon öfter unter Blasenentzündungen zu leiden hatten. Hierfür eignen sich erfahrungsgemäß Bidets ganz ausgezeichnet.

▶ **Zubereitung** Für die Lotion 60 Gramm Aloe-vera-Saft, 4 Gramm Rewoderm, 2 Gramm Sanfteen, 20 Gramm Betain, 10 Gramm Fluidlezithin, 3 Milliliter D-Panthenol und 1 Milliliter Zitronellöl mischen und in das Wasser eines Bidets oder einer Schüssel geben.

Blutreinigung

Kurzdefinition

Blutreinigung bezeichnet die entweder mechanische oder katalytische Entfernung von Gift- und Schadstoffen aus dem Blut. Der regelmäßige Konsum von Aloe-vera-Saft gewährleistet eine kräftige Blutreinigung. Eine spezielle Aloe-vera-Kur zur Blutreinigung empfiehlt sich zweimal pro Jahr jeweils einen Monat lang.

Rezeptur für eine Trinkkur zur Blutreinigung

▶ **Zubereitung** Vermischen Sie 5 Milliliter Douglasiaöl mit 3 Milliliter Wacholderöl, 2 Milliliter Grapefruitkernöl, 25 Milliliter Brennnesselsaft und 150 Milliliter Aloe-vera-Saft. Dies ergibt eine Tagesration für einen Erwachsenen. Trinken Sie diese Menge, in 3 Portionen geteilt, im Verlaufe eines Tages.

Variante mit Fenchelsaft

Wenn Ihnen dieses Getränk in der beschriebenen Zusammensetzung zu bitter schmeckt, dann mischen Sie noch 25 Milliliter Fenchelsaft darunter. Der Geschmack wird dadurch stark verändert.

Bronchitis

Kurzdefinition

Die Entzündung der Bronchialschleimhaut, meist durch eine Virusinfektion verursacht, wird als Bronchitis bezeichnet.

Um Infektionskrankheiten wie Bronchitis vorzubeugen, ist es unerlässlich, das Immunsystem zu unterstützen. Trinkkuren mit Aloe vera sind bestens dazu geeignet, die körpereigene Abwehr zu stärken.

Rezeptur für die äußere Behandlung

▶ **Zubereitung** Rühren Sie 3 ml Minzöl, 2 Milliliter Kampfer, 2 Milliliter Thymianöl, 3 Milliliter Eukalyptusöl zusammen mit 2 Milliliter Lösungsvermittler LV 41 in 200 Milliliter Aloe-vera-Saft ein. Dann geben Sie 10 Milliliter Alginat hinzu. Die Mischung umrühren und warten, bis ein kräftiges Gel entstanden ist.
Streichen Sie das Gel im Brustbereich auf die Haut. Dieses Gel wirkt mit seinen ätherischen Ölen beruhigend und schleimlösend auf die Bronchien ein. Besonders über Nacht ist die Wirkung sehr stark. Das Gel hat sich auch schon sehr gut bei akuten Asthmaanfällen bewährt. Da Bronchitis meist eine Infektionskrankheit ist, empfiehlt es sich, zugleich Trinkkuren zur Stärkung des Immunsystems anzuwenden.

Cholera

Kurzdefinition

Diese Infektionskrankheit wird durch Choleravibrionen (Stäbchenbakterien) ausgelöst, die meist mit dem Trinkwasser oder mit Nahrungsmitteln aufgenommen werden. In schweren Fällen äußert sich die Cholera nicht nur durch den bekannten Durchfall, sondern auch durch ständiges Erbrechen und Bauchkrämpfe. Teilweise kann sogar Bewusstlosigkeit auftreten. Die Cholera verursacht einen lebensgefährlichen Verlust von Körperflüssigkeit und Mineralien.

In Kolumbien, wo die Cholera häufig grassiert, vermeiden Indios die Infektion durch den Verzehr großer Mengen von filetiertem Aloe-vera-Gel. Als Tourist sind Sie jedoch ganz klar auf eine schnell wirkende und praktische Lösung angewiesen. Nachfolgende Rezeptur bietet sich hierzu an.

Wen das Reisefieber packt, der sollte sich vor dem Urlaub unbedingt über mögliche Gesundheitsrisiken und Vorsorgemaßnahmen informieren. Der vielseitig anwendbare Aloe-vera-Frischzellenextrakt sollte auf keinen Fall in Ihrer Reiseapotheke fehlen.

Rezeptur für eine Trinkkur bei Cholera

▶ **Zubereitung** 15 Milliliter Aloe-vera-Frischzellenextrakt werden mit 50 Milliliter Weizengrassaft, 3 Milliliter wässriger Teebaumöllösung und 4 Milliliter wässriger Propolislösung verrührt. Diese Menge wird 3-mal täglich getrunken. Auf der Reise hilft es auch, wenn Sie frischen Weizengrassaft mit 3 Tabletten eines industriellen Trockenweizengrassafts mischen.

Aloe vera und Weizengrassaft

▶ **Zubereitung** Auf 200 Milliliter Weizengrassaft kommen 6 Milliliter Teebaumöl, 6 Milliliter Grapefruitkernöl, 10 Milliliter Aloe-vera-Saft und 4 Milliliter Propolis. Alle Zutaten miteinander vermischen. Sie können diese Tagesdosis nach Belieben über den Tag verteilen. Am wirksamsten ist es jedoch, wenn Sie den gesamten Trunk noch vor dem Frühstück zu sich nehmen. Diese Rezeptur wirkt nicht nur gegen akute Choleraanfälle, sondern sie beugt auch gegen Cholera vor.

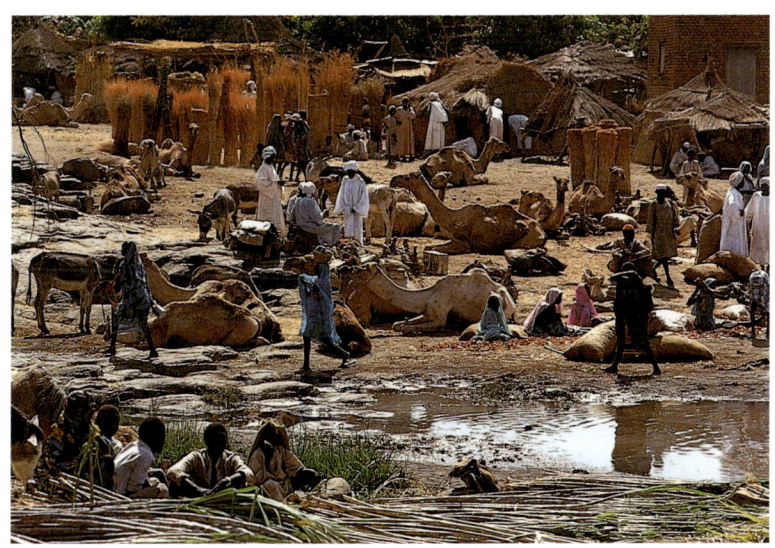

Gerade vor Reisen in Länder, in denen die Hygiene immer noch keine Selbstverständlichkeit ist, sollten Sie sich vorbeugend vor der Cholera schützen.

Cholesterinspiegel

Kurzdefinition

Cholesterin ist ein ungesättigter, einwertiger Sekundäralkohol, mit dessen Hilfe im Körper Fettsäuren transportiert werden. Zu viel Cholesterin erzeugt eine Reihe von Stoffwechselstörungen.

Mit nachfolgender Rezeptur können Sie Ihren Cholesterinspiegel schnell und wirkungsvoll senken.

Rezeptur zur Senkung des Cholesterinspiegels

▶ **Zubereitung** 3-mal täglich 10 Milliliter Aloe-vera-Frischzellenextrakt mit 50 Milliliter Knoblauchsaft vermischen, in Ananassaft einrühren und trinken.

Die Menge des Ananassafts ist eine Geschmacksfrage, da die Kombination Aloe-vera-Frischzellenextrakt und Knoblauch abscheulich schmeckt. Nehmen Sie die von Ihnen gewünschte Menge Ananassaft. Sollten Sie einen gänzlich anderen Saft bevorzugen, dann steht Ihnen dies natürlich frei.

Schweinebraten, Pommes frites und Sahnetorte – nicht jedem fällt es leicht, sich gesundheitsbewusst zu ernähren. Das Resultat kann ein zu hoher Cholesterinspiegel sein, den Sie unbedingt im Auge behalten sollten, um mögliche Folgeerkrankungen zu vermeiden.

Darmbeschwerden

Kurzdefinition

Darmbeschwerden haben keineswegs nur organische Ursachen, sondern sind oft nervösen Ursprungs. Die Beschwerden reichen von heftigen Durchfällen bis zu hartnäckigen Verstopfungen – meist von starken Schmerzen begleitet. Darmbeschwerden belasten den gesamten Organismus und schwächen das Immunsystem. Radikale Diäten und Kuren zur Bekämpfung von Darmpilzen werden von vielen erfahrenen Wissenschaftlern und Therapeuten als fragwürdig oder als Geschäftemacherei abgetan.

Eine regelmäßige und gesunde Verdauung ist nicht zu unterschätzen, denn Darmträgheit kann die Ursache oft schwer wiegender Krankheiten sein. Mit einer ballaststoffreichen Ernährung und ausreichender Bewegung können Sie jedoch viel tun.

Volkskrankheit Darmträgheit

Die beliebteste Redensart zu diesem Thema lautet: »Der Tod sitzt im Darm.« Leider hat diese Aussage ihre Berechtigung: Die Mehrheit der Bevölkerung leidet an Darmträgheit und ihren Folgen.
Darmträgheit kann zahlreiche äußerst unangenehme Beschwerden auslösen:
▶ Depressionen
▶ Hämorrhoiden
▶ Herzbeschwerden
▶ Kopfschmerzen
▶ Mattigkeit
▶ Darmblutungen

Falsche Ernährung

Ursache der Darmträgheit ist ballaststoffarme und nahezu enzymfreie Nahrung. Die fast »toten« Nahrungsbestandteile setzen sich in den Darmwänden und Darmnischen als verhärteter Stuhl fest. In schlimmen Fällen gären diese Nahrungsreste jahrelang vor sich hin. Die dabei entstehenden Gifte wandern durch die Darmwände ins Blut. Es kann zur Selbstvergiftung des Organismus kommen.

Gefahren beim Fasten

Die so beliebten Fastenkuren bergen große Gefahren für den Darm: Fastenkuren können zu einer lebensbedrohlichen Eigenvergiftung führen, falls nicht vor und während der Fastenkur eine Darmreinigung unternommen wird.
Der Körper greift während der Fastenzeit – mangels Nahrung – auf die in den Darmwindungen abgelagerten Giftstoffe zurück. Diese Giftstoffe müssen dringend vorher ausgeschwemmt werden.

Rezeptur gegen Darmträgheit

▶ **Zubereitung** 50 Milliliter Aloe-vera-zehnfach-Gel, 1 Milliliter Kamillenöl, 50 Milliliter Artischockensaft, 1 Milliliter Lavendelöl werden miteinander verrührt. Jeweils 1/3 der Flüssigkeit bildet eine Klistierfüllung. Die Flüssigkeit wird etwa 20 Minuten nach ihrer Einführung wieder ausgeschieden.

Depressionen

Kurzdefinition

Die häufigsten Symptome der Depressionen sind:
▶ Niedergeschlagenheit und Antriebslosigkeit
▶ Traurigkeit
▶ Stimmungsschwankungen

Zwei Typen von Depression

Die so genannte endogene Depression ist durch Antriebshemmungen, wahnhafte Schuld- und Versündigungsideen sowie Angstgefühle charakterisiert.
Bei der agitierten Depression tritt zusätzlich eine erhebliche Unruhe, Rast- und Ruhelosigkeit auf.

In angemessener Form betrieben, kann eine Fastenkur durchaus positiv auf Körper und Geist wirken. Achten Sie jedoch vor den »Hungertagen« unbedingt darauf, den Darm gründlich zu reinigen. Andernfalls riskieren Sie eine ernsthafte Vergiftung.

Makabre Rituale bei den Mayas

Nachstehende Creme gegen Depressionen erlangte traurige Berühmtheit, stellte dabei aber ihre Wirkung eindrucksvoll unter Beweis: Die Mayapriester brachten zahlreiche Menschenopfer. Den zum Opfertod Verurteilten wurden mit Speerspitzen tiefe Wunden beigebracht, ihnen wurden die Eingeweide herausgerissen und ganz langsam der Kopf abgetrennt. Die Todeskandidaten mussten monatelang in Käfigen auf ihre Hinrichtung warten. Viele Opfer begingen Selbstmord, um den Todesmartern zu entkommen.

Um Selbstmorde zu verhindern, wurde den Opfern eine Aromacreme mit Aloe vera auf den Körper gestrichen. Die Creme wirkte derartig intensiv und stark, dass bei den Verurteilten keine Depressionen aufkamen.

Rezeptur gegen Depressionen

▶ **Zubereitung** 50 Milliliter Aloe-vera-zehnfach-Gel werden mit 8 Milliliter Tangerineöl verrührt. Dazu kommen 4 Milliliter Alginat für ein kräftiges Gel. Dieses Gel bei Depressionen auf den Körper auftragen.

Lange und tiefe Depressionen können meist nur mit Hilfe einer Psychotherapie behandelt werden. Um seelische Tiefs zu überbrücken, eignen sich jedoch auch Aromacremes auf Aloe-vera-Basis sehr gut.

Diabetes mellitus

Gegen Diabetes (Zuckerkrankheit) soll die regelmäßige Einnahme von Aloe-vera-Frischzellen derartige Erfolge erzielt haben, dass viele Zuckerkranke auf zusätzliches Insulin verzichten konnten.

Hinweis

Diabetes muss immer und ausschließlich von Ärzten behandelt werden! Bitte machen Sie keine Eigenbehandlung bei Verdacht auf Diabetes, denn die Krankheit ist lebensgefährlich!

Um Missbrauch und Fehler zu vermeiden, wird hier keine Aloe-vera-Rezeptur genannt.

Dystonie, vegetative

Kurzdefinition

Alle Fehlregulationen des vegetativen Nervensystems werden mit vegetativer Dystonie oder Neuroasthenie bezeichnet. Zu den vielfältigen Symptomen zählen Kopfschmerzen, Übelkeit, Nervosität, Reizbarkeit, Appetitlosigkeit, Verdauungsstörungen, Blähungen, Verstopfung, Magendruck und Blasenbeschwerden.

Rezeptur bei vegetativer Dystonie

Folgende, sechs Wochen lang anzuwendende Trinkkur hat sich als sehr erfolgreich in der Bekämpfung vegetativer Dystonie erwiesen.

▶ **Zubereitung** 3 Milliliter Petitgrain- und 2 Milliliter Zitronellöl werden mit 1 Milliliter Lösungsvermittler LV 41 auf 400 Milliliter Aloe-vera-Saft verrührt. Diese Tagesdosis wird, in drei Portionen verteilt, über den Tag hinweg getrunken.

Ekzeme

Kurzdefinition

Als Ekzeme bezeichnet man Entzündungen im Bereich der oberen Hautschichten, die mit Schwellung, Rötung, Bläschen- und Knötchenbildung, Nässen, Schuppung und Borkenbildung einhergehen. Ekzeme werden häufig auch – nicht ganz korrekt – Dermatitis genannt. Allergische Reaktionen stellen meist die Ursache der Ekzeme dar. Bei akuten Ekzemen kommt es innerhalb kurzer Zeit, oftmals in Minuten, zu heftiger Hautrötung, Schwellung oder Bläschenbildung. Wenn diese Bläschen platzen, verwandelt sich die Hautoberfläche in einen hochroten, stark juckenden Bereich. Meist werden Ekzeme mit Antibiotika oder Kortison behandelt. Die hier vorgeschlagene Therapie mit Aloe vera bietet eine sanfte Alternative.

Besonders Allergiker haben häufig mit Ekzemen zu kämpfen, die mitunter sehr schmerzhaft sein können. Rasche Linderung verschafft hier ein Aloe-vera-Gel, das seine wohl tuende Wirkung auf den betroffenen Stellen in kurzer Zeit entfaltet.

Rezeptur zur äußerlichen Behandlung

Bei Ekzemen empfiehlt es sich, die Aloe-vera-Trinkkur (siehe »Allergien« Seite 45) durchzuführen. Den starken Juckreiz geplatzter Ekzembläschen lindert folgendes Gel.

▶ **Zubereitung** 3 Milliliter Schafgarbenöl, 5 Milliliter Aloe-vera-Frischzellenextrakt, 1 Milliliter Eichenrindenöl, 1 Milliliter Zedernöl werden gründlich verrührt, dann 4 Gramm Alginat hinzugefügt. Etwa 10 Minuten später hat sich ein starkes Gel gebildet, das auf die Ekzeme aufgetragen werden kann. Mit 3 Milliliter Propolis (Alkoholauszug) können Sie die Haltbarkeit erhöhen.

Trinkkur und Gel sind völlig frei von unerwünschten Nebenwirkungen. Bitte beachten Sie, dass der sonst übliche Einsatz von starken Medikamenten bei dieser Therapie vermutlich überflüssig ist.

Seife vermeiden

Besonders bei Ekzemen ist von der Verwendung von Seife dringend abzuraten, denn es handelt sich bei diesem Reinigungsmittel um eine aggressive Lauge, die die Haut reizen kann. Steigen Sie lieber auf eine sanfte Waschlotion um.

Vermeiden Sie den Kontakt Ihrer Haut mit Seife, solange Sie Ekzeme haben. Seife ist ein Schadstoff für die Haut, der sich bei Hautproblemen negativ auswirkt. Eine Rezeptur für die seifenfreie Aloe-vera-Waschlotion finden Sie auf Seite 36.

Embolie

Kurzdefinition

Die Verstopfung eines Blutgefäßes durch einen in die Blutbahn verschleppten Pfropf aus körpereigenen oder körperfremden Substanzen wird als Embolie bezeichnet. Eine Lungenembolie entsteht häufig durch ein Stück eines Thrombus in einer Beinvene, das in eine Lungenarterie geschwemmt wird. Raucher und Frauen, die rauchen und die Antibabypille nehmen, sind besonders gefährdete Risikogruppen für Thrombosen bzw. Embolien. Alle Mittel zur Blutverflüssigung helfen, gegen eine Embolie vorzubeugen.

Rezeptur zur Vorbeugung

▶ **Zubereitung** Der tägliche Konsum von 200 Milliliter Aloe-vera-Saft gemischt mit 200 Milliliter Weizengrassaft verhindert Ablagerungen in den Adern – und macht sie sogar teilweise rückgängig. Beide Heilmittel zusammen gehören zu der stärksten Embolieprophylaxe (Vorbeugung gegen Embolien) auf natürlicher Basis.

Erektionsschwäche

Kurzdefinition

Die ausbleibende Versteifung und Aufrichtung (Erektion) des Penis durch Blutstauung bezeichnet man als Erektionsschwäche.

Gegen Erektionsschwächen kursieren die abenteuerlichsten Rezepte, Hilfsmittel und Geheimtinkturen – mit mehr als zweifelhaftem Erfolg. In den allermeisten Fällen liegt das Problem nicht im organischen Bereich, sondern »im Kopf«: Psychische Probleme, Schwierigkeiten in der Partnerschaft, Angst vor der starken Frau, andere Ängste, Niedergeschlagenheit oder berufliche Überforderung sind die häufigsten Hemmnisse. Auch Alkohol und Medikamente mindern das sexuelle Verlangen. Oder man hat einfach keine Lust.

Bei Erektionsschwierigkeiten spielen Ängste eine wichtige Rolle. Sprechen Sie offen mit Ihrem Sexualpartner über Ihre Schwierigkeiten, und versuchen Sie nicht, in ein verkrampftes Leistungsdenken zu verfallen.

Dem Teufelskreis entkommen

▶ Dass es einmal nicht so geht, wie der Mann eigentlich will, ist völlig normal.
▶ Das Fatale daran ist jedoch: Wenn man einmal versagt hat, stellt sich sofort die Angst vor der Impotenz ein, und damit ist das nächste Versagen schon mit Sicherheit programmiert.

▶ Diesem sich immer weiter verstärkenden Teufelskreis kann man nur »im Kopf« entkommen: Lassen Sie das Problem innerlich los.
▶ Kommen Sie mit sich selbst wieder klar – und haben Sie mit sich Geduld. Dann geht es wieder aufwärts.

Organische Ursachen

Zu den sehr seltenen organischen Ursachen von Erektionsschwäche oder Impotenz zählen:

▶ Diabetes
▶ Blutdruckprobleme und Gefäßerkrankungen
▶ Leberschäden
▶ Schilddrüsenunterfunktion
▶ Asthma

All diese Probleme können mit teuren luststeigernden Mitteln, Gels, Cremes oder Salben nicht gelöst werden.

Rezeptur

Auf karibischen Gesundheitsfarmen wird als Dessert oft ein Gel serviert, dessen potenzsteigernde Wirkung von Einheimischen gelobt wird.

▶ **Zubereitung** 50 Milliliter Aloe-vera-zehnfach-Gel werden mit 5 Milliliter Vitamin-E-Nikotinat verrührt, dann mit 3 Gramm Alginat (ersatzweise 3 Gramm Pektin) zum Gelieren gebracht. Bitte dieses Gel keinesfalls mit Propolis mischen: Die Mischung würde sich entzünden! Falls Sie ein haltbares Erektionsgel aus Aloe vera benötigen, fügen Sie karibischen Orchideenblütenextrakt hinzu. Als Fertigprodukt gibt es dieses Gel auch aus Aloe-vera-Frischzellenextrakt.

Erschöpfung

Kurzdefinition

Bei Erschöpfung muss zwischen Leistungserschöpfung und Stimmungserschöpfung unterschieden werden. Leistungserschöpfung entsteht durch hohen Stoffwechsel der Zellen – es kommt zu einer Anhäufung von Stoffwechselprodukten. Die Stimmungserschöpfung entsteht durch seelischen Druck.

Ob im hektischen Berufsalltag oder beim Sport – viele treiben ihre Leistungsfähigkeit bis an die Grenzen. Achten Sie auf die Alarmsignale Ihres Körpers, und nehmen Sie Erschöpfungszustände ernst. Ihr Körper verlangt sein wohlverdientes »Aus«. Wenn es jedoch einmal hart auf hart geht, können Sie die letzten Reserven mit Aloe-vera-Saft mobilisieren.

Rezeptur für eine Trinkkur gegen Erschöpfung

▶ **Zubereitung** 30 Milliliter Guaranapulver werden mit 150 Milliliter Aloe-vera-Saft und 50 Milliliter Weizengrassaft vermischt. Dies ist die Tagesration, die auf 3 Portionen verteilt werden kann.

▶ Tauschen Sie die 150 Milliliter Aloe-vera-Saft gegen 50 Milliliter Aloe-vera-Frischzellenextrakt aus, so erhalten Sie einen Cocktail, der ohne chemische Nebenwirkungen körperliche Höchstleistungen ermöglicht.

Fettleibigkeit

Kurzdefinition

Fettleibigkeit (oder Adipositas genannt) hat ihre Ursache meist in einer Fehlernährung. Es kann sich, allerdings sehr selten, auch um eine organische Störung handeln. Jedes Übergewicht reduziert die Lebensdauer eines Menschen.

Schon viel zu viele Menschen haben Erfahrungen mit Diäten zur Gewichtsreduzierung gemacht. Meist wurden ein oder mehrere Nahrungsbestandteile völlig weggelassen. In dieser Einseitigkeit liegt auch die Gefahr solcher Gewaltkuren.

Versuchen Sie, Ihre Ernährung bewusst, gesund und zugleich wohlschmeckend zu gestalten. Sodann können Aloe-vera-Trinkkuren ihren sanften und wirksamen Beitrag zur Gewichtsreduzierung leisten.

Rezeptur zur Gewichtsreduzierung

▶ **Zubereitung** 10 Milliliter Artischockensaft, 20 Milliliter Spargelsaft, 10 Milliliter Fenchelsaft und 25 Milliliter Kartoffelsaft werden mit 150 Milliliter Aloe-vera-Saft verrührt. Diese Mischung sollte in 3 Portionen über den Tag verteilt getrunken werden.

Eine vernünftige und gemäßigte Ernährung ist die notwendige Voraussetzung für den Erfolg dieser Trinkkur.

Jung, schlank und fit – so lautet das heutige Schönheitsideal. Wichtig ist es jedoch, sich mit seinem Gewicht wohl zu fühlen. Wer allerdings wirklich an Fettleibigkeit leidet, sollte unbedingt seine Ernährung umstellen, um keine schwer wiegenden Krankheiten zu riskieren.

Fieber

Kurzdefinition

Jede Erhöhung der Körpertemperatur auf über 38 °C wird als Fieber bezeichnet. Falls die Körpertemperatur längere Zeit den Wert von 40 °C übersteigt, besteht die Gefahr einer akuten Gehirnschädigung. Fieber sollte möglichst nicht bekämpft werden, da es sich dabei um einen Abwehrmechanismus des Körpers gegen Infektionen handelt. Als sehr sanfte Formen der Fiebersenkung haben sich die Aloe-vera-Trinkkuren zur Stärkung der Immunkräfte sowie kalte Wadenwickel mit Wacholdersud durchgesetzt und bewährt.

Fieber ist eines der ersten Anzeichen einer infektiösen Erkrankung. Allgemeine fiebersenkende Maßnahmen sind Einläufe oder Wadenwickel. Auch Aspirin enthält fiebersenkende Wirkstoffe.

Fischschuppenkrankheit

Kurzdefinition

Bei der Fischschuppenkrankheit handelt es sich um eine erbliche Hautkrankheit, die meist im ersten Lebensjahr auftritt. Die Haut ist dabei trocken und schuppt sehr stark, die Schweiß- und Talgdrüsenabsonderung ist herabgesetzt. Aloe-vera-zehnfach-Gel war lange Zeit die einzige Milderung, die es für diese Krankheit gab. Aloe-vera-Frischzellenextrakt stellt eine deutliche Verbesserung in der Therapie dar – oftmals kann hiermit die Erkrankung ausgeheilt werden.

Rezeptur für die äußerliche Behandlung

▶ **Zubereitung** 20 Gramm Tegomulus werden zusammen mit 75 Gramm Avocadoöl auf 55 °C erhitzt. Gleichzeitig werden 180 Gramm Aloe-vera-Saft auf dieselbe Temperatur erhitzt und langsam in die Fettmasse eingerührt. Sobald die Creme auf 38 °C abgekühlt ist, werden 10 Milliliter Aloe-vera-Frischzellenextrakt, 10 Milliliter Schafgarbenextrakt und 10 Milliliter Propolisextrakt untergerührt. Diese Creme wird 3-mal täglich auf die befallenen Hautpartien aufgetragen.

Furunkel

Kurzdefinition

Geschwülste, die von einem Haarbalg oder von einer Talgdrüse ausgehen und durch Infektionen hervorgerufen werden, bezeichnet man als Furunkel. Zucker- und Nierenkranke sind besonders stark anfällig für Furunkel.

Rezeptur für die äußerliche Behandlung

▶ **Zubereitung** 15 Milliliter Presssaft aus der Königskerze werden mit 15 Milliliter Presssaft aus Stiefmütterchenblättern und -blüten sowie mit 30 Milliliter Aloe-vera-zehnfach-Gel verrührt. Dann gibt man 5 Gramm Alginat bei und wartet, bis sich ein Gel gebildet hat.
Tragen Sie das Gel auf die befallenen Körperstellen auf, und umwickeln Sie diese mit warmen Kamillenkompressen.
Da Furunkel durch Infektionen entstehen, können sie auch innerlich durch Aloe-vera-Trinkkuren, die die Widerstandskraft des Körpers steigern, bekämpft werden. In diesem Ratgeber finden Sie einige Vorschläge für Trinkkuren.

Fußpilz

Kurzdefinition

Millionen Menschen leiden unter Infektionen der Füße durch zahlreiche Fadenpilze. Fußpilze nisten sich zunächst im Zehenzwischenraum ein und verbreiten sich später unter Umständen über die ganze Fußsohle bis zu den Fußnägeln. Häufig verschlimmert sich der Infektionszustand durch übermäßigen Fußschweiß.
Fußpilzinfektionen sind sehr ansteckend. Besonders gefährdet sind die Besucher von öffentlichen Schwimmbädern. Trocknen Sie deshalb nach jedem Bad Ihre Zehenzwischenräume extrem sorgfältig ab.

Zu enges, luftundurchlässiges Schuhwerk, zu langes Tragen derselben Socken und zu seltenes Waschen der Füße begünstigen die Ausbreitung von Fußpilz. Achten Sie nach dem Waschen darauf, dass Sie die Füße auch zwischen den Zehen gut abtrocknen.

Die meisten Fußpilzinfektionen sind äußerst hartnäckig und mit herkömmlichen Mitteln nur sehr schwer zu bekämpfen. Die Menschen in der Karibik kennen jedoch ein sehr wirksames Aloe-vera-Rezept.

Rezeptur für ein Fußgel

▶ **Zubereitung** 3 Milliliter Minzöl und 2 Milliliter Lavendelöl werden in 100 Milliliter Aloe-vera-Saft eingerührt und mit 10 Gramm Alginat zum Gelieren gebracht. Das fertige Gel wird auf die betroffenen Stellen gestrichen. Es empfiehlt sich, das Gel im Kühlschrank zu lagern, damit der Juckreiz durch den kühlenden Effekt gelindert wird und Sie nicht erst auf die Wirkung des Minzöls warten müssen. Wenn Sie der Masse vor dem Gelieren noch 5 Milliliter Propolisextrakt zugeben, können Sie das Gel bis zu 6 Monate lang aufbewahren.

Gallenblasenerkrankungen

Kurzdefinition

Akute und chronische Entzündungen, aber auch einfache Reizungen sind häufige Gallenblasenerkrankungen; in 90 Prozent der Fälle sind Gallensteine die Ursache. Anfangs äußern sich Gallenblasenerkrankungen durch Schmerzen im rechten Oberbauch sowie eventuell durch Fieber und Erbrechen. Gallenblasenerkrankungen dürfen grundsätzlich nur von Fachärzten behandelt werden. Sie können jedoch die Therapie mit folgender Trinkkur sehr effektiv unterstützen.

Viele Gallenpatienten führen diese Trinkkur zweimal pro Jahr drei Wochen lang durch. Mit dieser Kur können Gallensteine mit ziemlicher Sicherheit vermieden werden.

Rezeptur für eine Trinkkur

▶ **Zubereitung** 15 Milliliter Karottensaft (frisch gepresst), 2 Milliliter Mimosenöl, 1 Milliliter Galbanumöl, 3 Milliliter Immortellenöl und 2 Milliliter Lösungsvermittler LV 41 werden in 200 Milliliter Aloe-vera-Saft eingerührt. Diese Menge wird auf 3 Portionen verteilt und, über den Tag hinweg verteilt, getrunken.

Gedächtnisschwäche

Kurzdefinition

Früher galt Gedächtnisschwäche als Alterserscheinung oder als harmlose Konzentrationsschwäche. Heute nimmt Gedächtnisschwäche oder gar die Alzheimer-Krankheit immer mehr zu. Gedächtnisschwäche wird sogar schon bei sehr jungen Leuten diagnostiziert. Manche Ärzte vermuten, dass Umweltfaktoren bei der Entstehung von Gedächtnisschwäche beteiligt sind.

Wie Sie Ihr gutes Gedächtnis erhalten

Gedächtnisschwäche lässt sich erfolgreich bekämpfen. Dazu bedarf es folgender Voraussetzungen:

▶ Gehirnzellen benötigen ausreichend Nahrung, z.B. Lezithin, das sich in Nüssen reichlich findet.

▶ Gehirnzellen brauchen Training, ungenutzte Zellen sind träge.

▶ Gehirnjogging ist für alle Menschen ab 40 Jahre unverzichtbar, wenn ihre Gedächtnisleistung nicht absinken soll.

▶ Gehirnzellen sind nicht (oder kaum) regenerierbar. Man sollte also alles unterlassen, was diesen Zellen schaden könnte. Einer der schlimmsten Feinde eines guten Gedächtnisses ist der Alkohol.

> Bei der Alzheimer-Krankheit geht der Gedächtnisschwund weit über die Grenzen der altersbedingten Vergesslichkeit hinaus. Der Patient kann sich oft weder zeitlich noch örtlich orientieren, erkennt selbst nächste Verwandte nicht mehr und hat Probleme, sich zu artikulieren.

Rezeptur für eine Trinkkur

▶ **Zubereitung** 1 Milliliter Minze-, 1 Milliliter Basilikum-,1 Milliliter Weihrauch- und 1 Milliliter Ysopextrakt werden in 800 Milliliter Aloevera-Saft eingerührt. Diese Mischung sollte über 1 Woche hinweg verteilt getrunken werden. Fügen Sie zu jeder Portion 1 Teelöffel Lezithin als »Gehirnfutter« hinzu.

Gehirnzellen müssen ständig trainiert werden, sonst nützen alle Kuren und Mittel nichts. Hierfür bieten sich Übungen zur Steigerung der Gedächtnis- und Konzentrationsleistung an, wie sie zahlreich auf dem Buchmarkt in Ratgebern zu finden sind.

Gicht

Kurzdefinition

Diese Stoffwechselstörung entsteht, wenn Harnsäure im Körper nicht mehr ausreichend ausgeschieden wird. In der Folge lagert sich Harnsäure in schlecht durchblutetem Gewebe und in Gelenken ab. Besonders Männer leiden im Alter an Gicht.

Gicht wird begünstigt durch:

▶ Fettleibigkeit
▶ Bewegungsarmut

Regelmäßige Gymnastik leistet daher einen hervorragenden Beitrag zur Vermeidung von Gicht.

Auch falsche Ernährung gehört zu den Risikofaktoren. Die häufigsten Gicht auslösenden Nahrungsmittel sind:

▶ Alkohol
▶ Bohnenkaffee
▶ Fettes Fleisch
▶ Kakao
▶ Schokolade

> Wie bei einigen anderen Formen der Arthritis liegt bei der Gicht eine Stoffwechselerkrankung zugrunde. Erhöhte Harnsäurewerte und Gelenkschmerzen weisen meist auf die Erkrankung hin. Oft lassen sich die Beschwerden durch gezielte Ernährung und regelmäßige Bewegung nachhaltig lindern.

Rezeptur für eine Trinkkur

▶ **Zubereitung** 100 Milliliter Aufguss aus grünen Kaffeebohnen mit 200 Milliliter Aloe-vera-Saft und 10 Milliliter Brennnesselsaft mischen. Das ergibt die ideale Tagesdosis für einen Erwachsenen.

Zur Unterstützung nehmen Sie noch 200 Milliliter Weizengrassaft pro Tag zu sich.

Der tägliche Flüssigkeitsbedarf

Um Gicht wirklich erfolgreich bekämpfen zu können, muss diese Trinkkur mindestens zwei Monate durchgehalten werden. Vergessen Sie nicht, genug Flüssigkeit zu sich zu nehmen: Ein Erwachsener benötigt täglich etwa zwei bis drei Liter Flüssigkeit.

Grippe

Kurzdefinition

Diese Infektionskrankheit wird durch Viren verursacht und befällt die Atmungsorgane besonders in den Winter- und Übergangsmonaten. Grippe wird durch Tröpfcheninfektion von Mensch zu Mensch übertragen. Die bekannten Schutzimpfungen bieten keinen verlässlichen Schutz, da es zahlreiche Grippeviren gibt, die nicht immer mit der Impfung angesprochen werden.

Ihr Immunsystem macht Sie stark

Die Stärke Ihrer körpereigenen Abwehr entscheidet darüber, ob Sie anfällig für jede Grippeepidemie sind oder nicht. Die Konsequenz liegt auf der Hand: Stärken Sie Ihr Immunsystem.

Aloe vera und Weizengrassaft eignen sich hervorragend für den natürlichen Aufbau des Immunsystems.

Trinkkuren sind hierfür ein erster, aber noch unzureichender Schritt. Sie sollten Ihr ganzes Leben auf die Gesundheit ausrichten: Viel Bewegung und die richtige Ernährung sind unerlässlich für ein gesundes Immunsystem. Nur wenn es in diesen beiden Bereichen auch stimmt, kann die Immunkraft des Körpers wirkungsvoll erhöht werden; denn Gesundheit ist ein harmonisches Zusammenspiel zahlreicher Faktoren, die nicht zu trennen oder zu isolieren sind.

Rezeptur für eine Trinkkur

▶ **Zubereitung** 40 Tropfen Echinazin (alkoholischer Auszug) werden mit 3 Milliliter ätherischem Ingweröl, 30 Milliliter Ginsengextrakt, 2 Milliliter Teebaumöl, 10 Milliliter Propolisextrakt, 200 Milliliter Aloe-vera-Saft und 100 Milliliter Weizengrassaft verrührt. Diese Menge sollte in 3 Portionen pro Tag getrunken werden.

Grippepatienten genesen viel schneller, wenn sie die Antigrippekur zusätzlich mit isometrischen Übungen unterstützen.

Neben einer vitaminreichen und leichten Kost, reichlich Flüssigkeit, viel Schlaf und Wärme kann eine Aloe-vera-Trinkkur einer Grippe entgegenwirken und sie sogar sanft und wirksam zum Abklingen bringen.

Gürtelrose

Kurzdefinition

Diese mit Hautausschlag verbundene Nervenerkrankung entsteht durch eine Virusinfektion. Im Ausbreitungsgebiet der Gürtelrose treten heftige halbseitige Schmerzen auf; es bilden sich kleine Bläschen auf der geröteten Haut. Bei schlimmeren Fällen vereinigen sich die vielen kleinen Bläschen zu einer größeren. Nach dem Abheilen bleibt eventuell eine Narbe zurück. Die Krankheit verläuft umso dramatischer, je älter der Patient ist.

Die Gürtelrose wird durch dasselbe Virus verursacht, das auch Windpocken hervorruft. Nur wer bereits Windpocken hatte, kann an der Gürtelrose erkranken.

Rezeptur für die äußerliche Behandlung

▶ **Zubereitung** 25 Milliliter Aloe-vera-Saft werden mit 25 Milliliter Weizengrassaft vermischt. Geben Sie weiterhin 15 Milliliter Tangerineöl, 5 Milliliter Wintergreen, 8 Milliliter Propolis und 2 Milliliter Lösungsvermittler LV 41 hinzu. Diese Tinktur wird 3-mal täglich auf die befallenen Stellen aufgetragen.

Gürtelrose ist eine Nervenentzündung. In karibischen Naturheilkliniken wurde beobachtet, dass Gürtelrose viel schneller verschwindet, wenn die äußere Behandlung durch die Einnahme von Johanniskrautöl ergänzt wird. Eine frühzeitige Behandlung der Gürtelrosebläschen mit Aloe-vera-Frischzellenextrakt kann die hässliche Narbenbildung verhindern.

Rezeptur für die innerliche Behandlung

▶ **Zubereitung** 25 Milliliter Aloe-vera-Frischzellenextrakt mit 10 Milliliter Tangerineöl, 10 Milliliter Wintergreen, 10 Milliliter Propolis und 5 Milliliter Lösungsvermittler LV 41 verrühren. Dann 5 Gramm Alginat als Gelbildner zugeben. Das Ganze 5 Minuten rühren. Es bildet sich ein festes Aloe-vera-Frischzellenextrakt-Gel. Dieses in sehr kleinen Dosierungen auf die befallene Körperstelle auftragen, besonders auf geplatzte Bläschen.

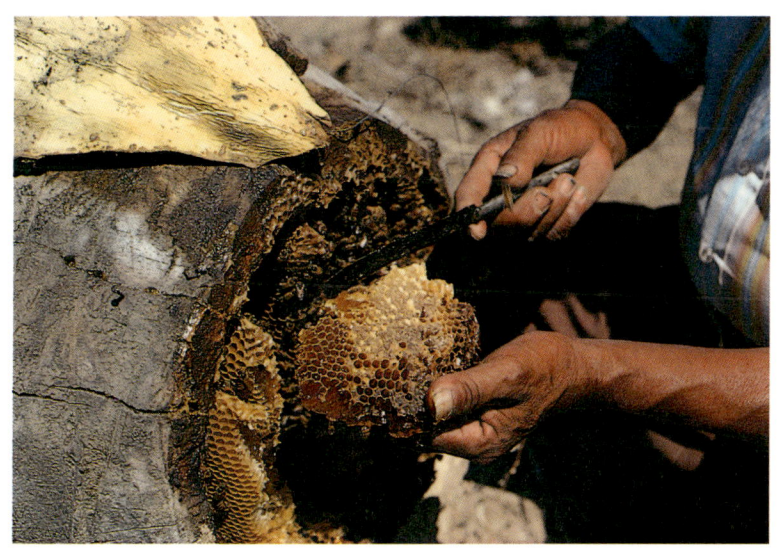

Bienenprodukte wie Honig, Bienenwachs, Propolis, Gelée Royale etc. liefern wertvolle Inhaltsstoffe für die Gesundheit des Menschen. Die Gewinnung von Honig ist und war in fast allen Teilen der Erde bekannt.

Hämorrhoiden

Kurzdefinition

Hämorrhoiden nennt man erweiterte oder geschwollene Venengeflechte innerhalb oder außerhalb des Afters. Sie können sehr schmerzhaft sein, stark jucken und zu Blutungen neigen.

Rezeptur für Zäpfchen

▶ **Zubereitung** Erwärmen Sie 15 Gramm Bienenwachs, bis es flüssig wird. Rühren Sie dann 20 Milliliter Aloe-vera-zehnfach-Gel oder 3 Milliliter Aloe-vera-Frischzellenextrakt in das flüssige Wachs, und gießen Sie diese Masse in Zäpfchenformen (erhältlich in Läden für Naturkosmetik). Mit diesen Suppositorien (Zäpfchen) können Sie Hämorrhoiden sowohl innerlich als auch äußerlich sanft und wirkungsvoll behandeln. Der Aloe-vera-Frischzellenextrakt wird den Schmerz schnell eindämmen. Trotz dieser Heilungsperspektiven sollten Sie sich bei wiederholtem Auftreten von Hämorrhoiden auf schwer wiegende Darmerkrankungen untersuchen lassen.

Vorwiegend sitzende Tätigkeiten, ballaststoffarme Ernährung und Verdauungsprobleme bieten günstige Voraussetzungen für das Auftreten von Hämorrhoiden. Neben einer Aloe-vera-Behandlung ist es ratsam, Pflaumensaft, Leinsamen oder Weizenkleie zu sich zu nehmen, um einer Verstopfung entgegenzuwirken.

Beim Hexenschuss ist die Rückenmuskulatur oft bretthart verspannt, und die Bewegungsfähigkeit ist stark eingeschränkt. Jeder Bewegungsversuch führt zu reißenden Schmerzen.

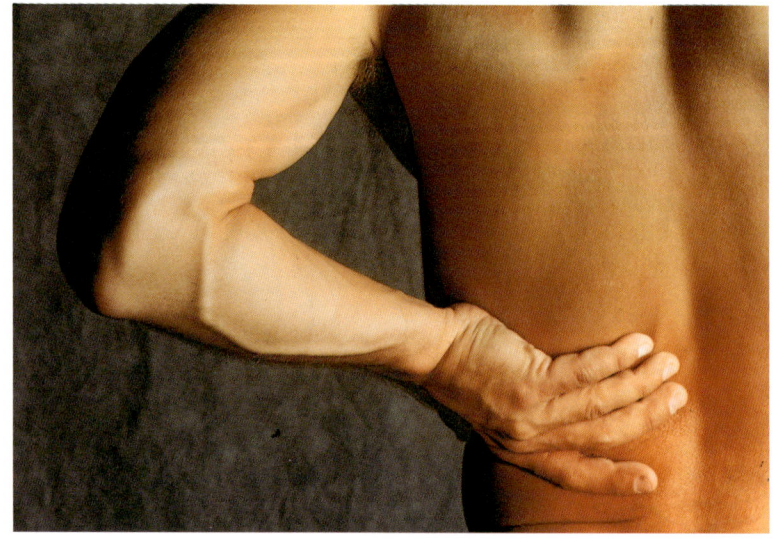

Harnvergiftung

Kurzdefinition

Harnvergiftung tritt auf, wenn sich im Blut Abfallprodukte des Stoffwechsels ansammeln, die normalerweise von den Nieren ausgeschieden werden. Regelmäßige Aloe-vera-Trinkkuren verhindern Harnvergiftungen. Im Falle eines akuten Nierenversagens ist Aloe-vera-Saft oftmals die einzig mögliche Erste-Hilfe-Maßnahme bis zur Behandlung durch den Facharzt.

Sowohl bei Arteriosklerose als auch bei Herz-Kreislauf-Störungen wurden mit Aloe-vera-Behandlungen bereits nennenswerte Heilerfolge erzielt.

Herzleiden

Kurzdefinition

Die vielfältigen Erkrankungen des Herzens bedürfen immer und ausschließlich der Diagnose und Therapie eines Facharztes. Dies kann der hier vorliegende Ratgeber nicht leisten. Nachfolgende Trinkkur stärkt und stabilisiert lediglich die Herztätigkeit.

Rezeptur für eine Trinkkur

▶ **Zubereitung** In 200 Milliliter Aloe-vera-Saft werden 5 Milliliter L-Carnitin und 5 Gramm Guaranapulver gerührt. Diese Tagesration wird auf 3 Portionen aufgeteilt und über den Tag hinweg getrunken.

Hexenschuss

Kurzdefinition

Bei Hexenschuss treten Schmerzen plötzlich auf und strahlen vom Rücken bis zur Oberschenkelrückseite. Die intensiven Schmerzen schränken die Bewegung von Rücken und Beinen stark ein.

Hexenschuss wird durch Entzündungen des Ischiasnervs, durch Bandscheibenvorfälle und Gelenkrheumatismus verursacht. Tangerineöl und Aloe-vera-Gel eignen sich hier für eine Behandlung, denn sie erzielen allemal eine starke schmerzlindernde Wirkung.

Hexenschuss tritt zwar mehrheitlich bei älteren Menschen auf, jedoch leiden auch jüngere unter dieser lästigen Erkrankung. Die Schmerzen bei Hexenschuss sind enorm stark, vor allem tritt der Schmerz unvermittelt und überfallartig auf.

Nicht nur Kälteeinwirkung schadet dem Rücken. Längere seelische Anspannung, körperliche Überforderung und mangelnde Ausgleichsbewegung genügt, um den Rücken in einen einzigen Schmerz zu verwandeln.

Rezeptur für ein Gel gegen Schmerzen

▶ **Zubereitung** 5 Milliliter Wintergreen, 5 Milliliter Teebaumöl sowie 20 Milliliter Tangerineöl und 4 Milliliter Nelkenöl werden mit 6 Milliliter Lösungsvermittler LV 41 in 100 Milliliter Aloe-vera-zehnfach-Gel eingerührt. Dieser Mischung werden noch 5 Gramm Pektin zugefügt. Das Gel wird auf die schmerzenden Körperstellen dünn aufgetragen. Sofern Sie dieses Gel auf Vorrat herstellen wollen – beispielsweise für die Behandlung von Prellungen oder Sportverletzungen –, versetzen Sie es noch mit 6 Milliliter Propolisextrakt. Die Erfahrungen haben gezeigt, dass gerade im Bereich von Sportverletzungen dieses Gel von hohem Wert ist.

Impotenz

Kurzdefinition

Die psychisch oder physisch bedingte Unfähigkeit des Mannes zum Beischlaf wird als Impotenz bezeichnet. Potenzsteigerndes Chlorophyll ist im Aloe-vera-Saft und -Frischzellenextrakt enthalten.

Rezeptur

▶ **Zubereitung** Je 1 Gramm Zimtrinde, Koriander und 5 Gramm Bois-Bondée-Rinde werden gemahlen, mit 10 Gramm Geleé Royale und 10 Gramm Guaranapulver vermischt und in 250 Milliliter Weizengrassaft eingerührt. Hierzu kommen 30 Milliliter Aloe-vera-Frischzellenextrakt. Im Kühlschrank aufbewahren. 3-mal täglich je 15 Milliliter einnehmen. Guaranapulver lockert, entspannt und löst Blockaden.

Impotenz hat noch nichts mit Zeugungsunfähigkeit zu tun. Oft wird Impotenz nicht nur durch eine, sondern durch mehrere Ursachen gleichzeitig ausgelöst. Probleme im partnerschaftlichen Zusammenleben, berufliche oder private Überforderung, körperliche Erkrankungen sowie übermäßiger Alkoholgenuss sind mögliche Auslöser.

Krampfadern

Kurzdefinition

Krampfadern (Varizen) sind erweiterte, blutgefüllte Venen, meist an den Beinen. Varizen entstehen durch Bindegewebsschwäche, defekte Venenklappen, stehende Tätigkeit, Übergewicht, Venenentzündungen und Schwangerschaften. In schlimmen Fällen kann es zu offenen, geschwürartigen sowie schlecht heilenden Wunden kommen, sogar zu Thrombosen und Embolien. Venenleiden sollten Sie mit einer individuellen Venengymnastik bekämpfen.

Rezeptur für eine Lotion

▶ **Zubereitung** 20 Gramm Rosskastanienextrakt, 5 Milliliter Biotin und 5 Milliliter roter Weinlaubextrakt werden in 100 Milliliter Aloe-vera-Gel verrührt und auf die schmerzenden Stellen am Bein aufgetragen.

Lethargie

Kurzdefinition

Unter Lethargie versteht man übergroße Schläfrigkeit, fehlende Motivation, Lustlosigkeit und geistige Teilnahmslosigkeit. Lethargie ist meist durch psychische Faktoren verursacht; jedoch spielt auch die Ernährung eine nicht zu unterschätzende Rolle. Eine Darmregeneration hilft gegen Lethargie. Mit Aloe-vera-Saft lässt sich eine Trinkkur starten, die Ihnen neuen Schwung und Antrieb verleiht.

Rezeptur für eine Trinkkur

▶ **Zubereitung** In 200 Milliliter Aloe-vera-Saft werden 30 Gramm Guaranapulver, 20 Gramm Ginsengpulver und 4 zerkleinerte Mateblätter gemischt. Die Mischung ist 3-mal täglich zu trinken.

Lymphgefäßentzündungen

Kurzdefinition

Diese schmerzhaften Entzündungen werden durch Infektionen verursacht. Tritt zugleich ein roter Streifen unter der Haut auf, weist dies auf eine Blutvergiftung (Septikämie) hin. Dann besteht Lebensgefahr! Sofort den Arzt rufen! Es gibt eine Vielzahl von Pflanzenextrakten, die sich zur Blutreinigung eignen. Bei Lymphgefäßentzündungen kommt es zuallererst darauf an, das Blut besonders schnell und nachhaltig zu reinigen.

Rezeptur zur Blutreinigung

▶ **Zubereitung** 1 Milliliter Salbeiöl, 2 Milliliter Wacholderbeeröl sowie 1 Milliliter Lavendelöl und 60 Milliliter Aloe-vera-zehnfach-Gel werden mit 200 Milliliter Aloe-vera-Saft verrührt und sofort getrunken.

Das Wort »Lymphe« kommt aus dem Lateinischen und bedeutet Quellwasser. Daran lässt sich die Bedeutung der Lymphgefäße ersehen. Sie sammeln die Gewebsflüssigkeit und führen sie dem Blutkreislauf zu.

Magengeschwüre

Kurzdefinition

Schmerzhafte Entzündungen der Magenschleimhaut sind die typischen Kennzeichen von Magengeschwüren. Die Schulmedizin definierte die Ursache dieser Geschwüre über viele Jahre hinweg falsch: Heute ist bewiesen, dass Magengeschwüre durch das Bakterium Helicobacter pylori hervorgerufen werden.

Psychosomatisches Krankheitsbild

Nicht nur ungesunde und unregelmäßige Ernährungsgewohnheiten sowie die Einnahme starker Medikamente führen häufig zu Magenbeschwerden. Leider muss unser Magen auch Ärger, Wut und Ängste verdauen, die wir unausgesprochen in uns »hineinfressen«.

Neben einer magenschonenden und gesunden Ernährung können spezielle Trinkkuren gegen Magengeschwüre als Therapie eingesetzt werden. Allerdings sollten die Trinkkuren mindestens zwei Monate lang durchgeführt werden.

Da Magengeschwüre oftmals mit Nervosität und psychischen Problemen zusammenhängen, können Meditation sowie sanfte Musik zur Entspannung und damit zur Gesundung beitragen. Machen Sie sich Gedanken über Ihre derzeitige Lebenssituation, und versuchen Sie ggf. etwas zu verändern.

Rezeptur für eine Trinkkur

▶ **Zubereitung** 30 Gramm Ingwer werden in 200 Milliliter Wasser 10 Minuten lang stark gekocht, dann 24 Stunden lang weiterhin leicht geköchelt, bis der Sud auf etwa 100 Milliliter (ohne die Ingwerstücke) eingekocht ist. Den durchgefilterten Sud verrührt man mit 200 Milliliter Weizengrassaft und gibt 15 Milliliter Aloe-vera-Frischzellenextrakt hinzu. Dieser Sud wird auf 3 Portionen aufgeteilt und über den Tag hinweg getrunken. Sie können diese Ingwer-Weizengras-Trinkkur zusätzlich noch durch regelmäßigen Genuss von Salbeitee unterstützen. Auch diese Trinkkur können Sie mit naturreinen Obstsäften nach Ihren Wünschen und geschmacklichen Vorlieben variieren. Die bittere Aloe vera ist sicher nicht jedermanns Geschmack.

Magersucht

Kurzdefinition

Magersucht bezeichnet eine psychische Störung, die dazu führt, sich nicht ausreichend zu ernähren. Die Erkrankung darf in keinem Fall auf die leichte Schulter genommen werden. Magersucht zerstört das Ernährungsgleichgewicht im Organismus grundlegend und verursacht eine Reihe schwer wiegender Folgekrankheiten.
Mit einer Aloe-vera-Trinkkur kann der Magersucht wirksam begegnet werden. Durch Aloe-vera-Saft mit Kakao und Vanilleextrakt legt der Körper schnell an Gewicht zu – an Gewicht und nicht an Fett.

Rezeptur für eine Trinkkur

▶ **Zubereitung** In 300 Milliliter Aloe-vera-Saft werden 4 Gramm Kakaopulver und 3 Milliliter Vanilleextrakt eingerührt. Das Ganze wird in 3 gleich großen Portionen, über den Tag verteilt, getrunken.
Auch dieses psychisch bedingte Leiden kann mit sanfter Musik zur Entspannung und viel zärtlicher Zuwendung gelindert werden.

Essstörungen wie Magersucht (Anorexie) und Ess-Brech-Sucht (Bulimie) waren zu keiner Zeit so häufig wie heutzutage. Aus Angst, den Schönheitsidealen der Regenbogenpresse nicht zu entsprechen, verweigern etwa zwei Prozent der (vorwiegend jungen) Frauen eine hinreichende Nahrungsaufnahme bzw. die Weiterverarbeitung der aufgenommenen Nahrung im Körper.

Migräne

Kurzdefinition

Bei Migräne handelt es sich um einen anfallsweise, meist halbseitig auftretenden, sehr heftigen Kopfschmerz mit Licht-, Geräusch- und Bewegungsempfindlichkeit. Migräne ist oft mit Übelkeit, Brechreiz und Augenflimmern verbunden.
Der Einsatz von schmerz- und brechreizlindernden Tabletten hat nur vorübergehenden Erfolg, ist jedoch mit schädlichen Nebenwirkungen verbunden, die regelmäßiger oder zumindest häufiger Gebrauch von Schmerzmitteln unvermeidlich mit sich bringt. So wird eine Besserung nur verhindert.

Migräne als »Reinigungsschmerz« ...

Heilkundige Mayas auf Yukatan begriffen Migräne als Nervenschmerz mit psychischen und ernährungsbedingten Ursachen. Inzwischen ist erwiesen, dass bei Migräne – falls keine psychischen Probleme vorliegen – stets eine körperliche Selbstvergiftung gegeben ist.

Schamanen bezeichnen die Migräne als Reinigungsschmerz – dies gilt auch für Migräne psychischen Ursprungs. Der Migränekranke kämpft – bewusst oder unbewusst – mit einem ungelösten Problem.

... oder als allergische Reaktion ?

Bei manchen Menschen erfolgt der Migräneanfall als Überreaktion, als allergische Reaktion auf ein psychisches Problem oder auf ein bestimmtes Nahrungsmittel bzw. auf einen bestimmten Stoff. Versuchsreihen in Naturheilkliniken belegten, dass Allergietherapien, sofern sie über einen längeren Zeitraum erfolgen, ausgezeichnet bei Migränekranken wirken. Meist ließen die Migräneanfälle deutlich nach: Betroffene mit einmal Migräne pro Monat waren nur noch zwei- bis dreimal pro Jahr Opfer solcher Anfälle. (Diese Quoten beziehen sich auf die Migränekranken mit psychischen Problemen.)

Rezeptur für ein Gel

▶ **Zubereitung** 3 Milliliter Immortellen-, 3 Milliliter Minz-, 1 Milliliter Majoran- und 5 Milliliter Tangerineöl werden in 80 Milliliter Aloe-vera-zehnfach-Gel mit 3 Milliliter Lösungsvermittler LV 41 gerührt. Dann 5 Gramm Alginat als Gelfestiger hinzugeben. Nach etwa 3 Minuten ist das Gel gebrauchsfertig.

Bei Bedarf das Gel auf die Schläfen reiben, jedoch wegen der ätherischen Öle nicht in die Augen bringen. Wenn Sie das Aloe-vera-Gel haltbar machen möchten, sollten Sie bei der Herstellung etwas Orchideenessenz hinzufügen.

Bitte beachten Sie: Das Gel hat keine Heilwirkungen, aber es dämpft den Schmerz der Migränekranken.

Migräne ist eine heimtückische Krankheit: Psychische Dauerbelastung oder mangelnder Schlaf können einen Anfall ebenso auslösen wie ausgesprochen entspannte Situationen, etwa am Wochenende nach einer anstrengenden Woche oder am Abend nach vollbrachten Leistungen.

Neuralgie

Kurzdefinition

Mit Neuralgie bezeichnet man anfallartig auftretende Nervenschmerzen verschiedenen Ursprungs. Die Behandlung von Neuralgien beschränkt sich in der Schulmedizin hauptsächlich auf die Bekämpfung der Symptome, d.h. auf Schmerzlinderung. Gewiss ist diese wichtig, um das Leiden der Patienten zu vermindern, aber hier sind auch die zahlreichen unerwünschten Nebenwirkungen der Schmerzmittel zu berücksichtigen. Das nachfolgend beschriebene Gel auf Aloe-vera-Basis gegen Neuralgien ist dagegen völlig frei von negativen Auswirkungen und unerwünschten Risiken.

Rezeptur für ein Antischmerzgel

▶ **Zubereitung** 3 Milliliter Immortellen-, 3 Milliliter Minz-, 1 Milliliter Douglasien- und 5 Milliliter Tangerineöl werden mit 3 Milliliter Lösungsvermittler LV 41 in 80 Milliliter Aloe-vera-zehnfach-Gel gerührt. Dieser Mischung werden noch 5 Gramm Alginat hinzugegeben.

Typisch für Neuralgien sind neben den Schmerzen auch z. B. Gehstörungen, Lähmungen in Armen und Beinen, Herzklopfen und Schweißausbrüche. Ein Aloe-vera-Gel lindert die Schmerzen. Unterstützen können dabei auch Vitamin-B-haltiges Obst und Gemüse.

Die Minze ist ein altbewährtes Heilmittel gegen Krankheiten und Beschwerden in den Bereichen Kopf, Nerven, Atemwege und Unterleib. Sie wirkt antiseptisch und belebend.

Neurodermitis

Kurzdefinition

Im Volksmund wird Neurodermitis auch manchmal Juckflechte genannt. Die Ursachen für den Ausbruch von Neurodermitis sind bis heute nicht restlos geklärt. Mit Sicherheit spielen jedoch drei Aspekte eine zentrale Rolle:

▶ Veranlagung
▶ Psychischer Stress
▶ Umwelteinflüsse

Neurodermitis äußert sich durch trockene, schuppige und extrem juckende Flecken auf der Haut, besonders an den Armen, Armbeugen, Kniekehlen, im Gesicht, im Nacken und am Gesäß.

Die in den USA oft gehörte Behauptung, Aloe vera helfe hervorragend gegen Neurodermitis, ist wissenschaftlich bisher noch nicht bewiesen. Dennoch finden Sie hier diese Rezeptur, die durch die Erfahrung amerikanischer Patienten Aufmerksamkeit geweckt hat.

Hauterkrankungen können vor allem Kinder psychisch schwer belasten. Deshalb ist die seelische Unterstützung und die körperliche Zuwendung für Kinder mit Neurodermitis besonders wichtig.

Rezeptur für ein Gel

▶ **Zubereitung** 2 Milliliter Bergamotteöl, 2 Milliliter Kamillenöl, 1 Milliliter Salbeiöl, 3 Milliliter Weihrauch, 1 Milliliter Thymianöl, 1 Milliliter Ysop, 1 Milliliter Zypressenöl und 4 Milliliter Schafgarbenöl werden in 30 Milliliter Aloe-vera-Frischzellenextrakt verrührt, dem noch 5 Milliliter Propolis zugegeben werden. Sodann werden noch 4 Gramm Alginat hinzugefügt. Rühren Sie die Mischung, bis sie geliert. Dieses Gel ist äußerst dünn auf die befallenen Stellen aufzutragen.

50 Prozent Rohkostanteil

Mit einer Umstellung der Ernährung auf gesunde Nahrung mit mindestens 50 Prozent Rohkostanteil in der Gesamtnahrung können Neurodermitiker die Wirkung dieses Gels deutlich unterstützen. In vielen Fällen wird dann überhaupt kein Kortison mehr benötigt.

Nierenerkrankungen

Kurzdefinition

»Nierenerkrankungen« ist ein Sammelbegriff für eine Vielzahl von Krankheiten der Nieren. Die häufigsten Symptome einer beginnenden Nierenerkrankung sind Störungen beim Wasserlassen. Sodann treten oftmals stärkere Schmerzen auf.

Alle Nierenerkrankungen dürfen ausschließlich von Fachärzten behandelt werden. Mit nachfolgender Rezeptur können Sie jedoch den Heilungsprozess und die Therapie Ihres Arztes unterstützen.

Rezeptur für eine Trinkkur

▶ **Zubereitung** 300 Milliliter Aloe-vera-Saft werden mit 30 Milliliter frisch gepresstem Fenchelsaft vermischt und, über den Tag verteilt, getrunken. Es gibt auch Aloe-vera-Rezepte mit Wacholderbeeröl oder Wacholderbeersud: Diese Mischungen helfen jedoch nur vorbeugend.

Bei einer Nierenkolik wirken krampflösende Medikamente, viel Flüssigkeit, Wärme und eine Bewegungstherapie lindernd und fördern die Steinaustreibung.

Ödeme

Kurzdefinition

Durch Flüssigkeit aufgeschwemmtes Körpergewebe nennt man Ödem. Ursachen können Unterernährung, Prellungen, Allergien oder Organerkrankungen sein. Ödeme sind stets mit einem schlechten Blutbild verbunden; deshalb bietet Aloe vera zur Blutreinigung hier auf natürliche Weise sehr gute Heilungschancen.

Rezeptur für die innerliche Behandlung

▶ **Zubereitung** 100 Milliliter Weizengrassaft werden mit 100 Milliliter frischem Zwiebelsaft sowie 100 Milliliter Aloe-vera-Saft vermischt und über den Tag hinweg in 3 Portionen getrunken.

Viele Frauen leiden in den Tagen vor der Menstruation unter starken Stimmungsschwankungen und peinigenden Unterleibskrämpfen. Mit einem Gel aus Aloe vera und diversen Ölen lassen sich diese Beschwerden nachhaltig in den Griff bekommen.

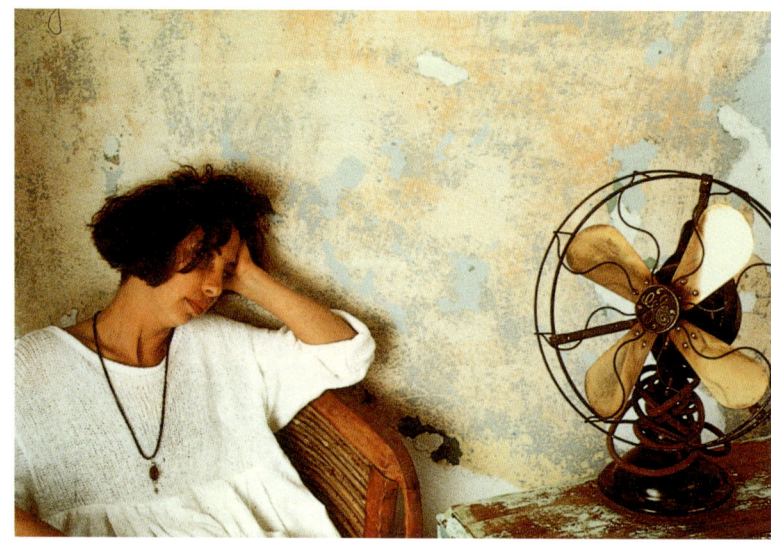

Prämenstruelles Syndrom (PMS)

Kurzdefinition

Das prämenstruelle Syndrom (PMS) tritt in den Tagen vor der Regel auf und äußerst sich in depressiven Verstimmungen, Panik- und Angstzuständen sowie körperlichen Beschwerden wie krampfartigen Unterleibs-, Kopf-, Brust- und Bauchschmerzen.

Stress sowie soziale und psychische Belastungen gelten als wichtigste Auslöser des PMS. Allerdings können auch hormonelle Komponenten nicht ausgeschlossen werden.

In einer Welt, in der immer alles einfach funktionieren muss, ist es schwierig, zur Ruhe zu kommen. Gerade in den »Tagen vor den Tagen« sollten Frauen sich etwas mehr Entspannung gönnen, um körperliche Beschwerden und psychische Belastungen zu vermeiden.

Rezeptur für ein Gel

▶ **Zubereitung** 50 Milliliter Aloe-vera-zehnfach-Gel werden mit 1 Milliliter Rosenöl, 2 Milliliter Tonkaöl, 3 Milliliter Vetiveröl und 2 Milliliter Vanilleöl vermischt. In diese Flüssigkeit rührt man 3 Gramm Alginat ein. Es empfiehlt sich, das Gel abends aufzutragen, damit es die Nacht über wirken kann. Haltbarmachen sollte man das Gel wegen des empfindlichen Rosenduftes nicht.

Prostataleiden

Kurzdefinition

Prostataleiden sind Erkrankungen der Vorsteherdrüse. Meist handelt es sich um Vergrößerungen der Drüse oder um einfache Entzündungen.

Rezeptur für eine Trinkkur

▶ **Zubereitung** 20 Milliliter Kürbiskernöl, 20 Milliliter Blütenpollenöl, 100 Milliliter Weizengrassaft und 200 Milliliter Aloe-vera-Saft werden mit 9 Milliliter Lösungsvermittler LV 41 verrührt. Diese Menge wird über den Tag verteilt eingenommen. Diese Trinkkur sollte mindestens drei Monate lang durchgeführt werden.

Rheumatische Erkrankungen

Kurzdefinition

Die Erkrankungen des rheumatischen Formenkreises umfassen eine Vielzahl von schmerzhaften Leiden des Stütz- und Bewegungsapparats. Es handelt sich hierbei um degenerative Gelenkveränderungen und/oder Entzündungen im Bindegewebe, in Muskeln, Gelenken und Sehnen.

Keineswegs alle rheumaähnlichen Schmerzen haben etwas mit Rheuma zu tun. Viele Beschwerden entstehen beispielsweise durch Bandscheibenschäden. Echte Rheumaschmerzen können mit den hier vorgestellten Rezepturen nur dann beseitigt werden, wenn die Ernährung umgestellt wird. Die veränderte Ernährung ist eine zwingende Voraussetzung. Umgekehrt gilt: Niemand kann restlos von seinen Rheumaschmerzen befreit werden, solange er Schweinefleisch isst, solange er raucht oder zu viel Alkohol trinkt. Daran wird deutlich, dass rheumatische Erkrankungen größtenteils vor allem von der Ernährungsweise und vom Stoffwechsel des Organismus abhängen.

Gerade bei Männern ab dem 60. Lebensjahr ist das Risiko eines Prostataleidens besonders hoch. Die Prostata vergrößert sich und verursacht einen Druck auf die Harnröhre. Das kann zu schmerzhaften Schwierigkeiten beim Wasserlassen führen.

Bei rheumatischen Erkrankungen wird Aloe vera in Verbindung mit einer speziellen Diät empfohlen, um Entzündungen zum Abheilen zu bringen. Zu dieser Diätkost gehören u. a. Radieschen, Gurken, Schwarzwurzeln, Sellerie, Champignons, Melonen und Zitronen.

Rezeptur für eine Trinkkur

▶ **Zubereitung** 100 Milliliter Aloe-vera-Saft werden auf 35 °C erhitzt. Sodann ist folgende Mischung herzustellen: 3 Milliliter Aloe-vera-Frischzellenextrakt, 15 Gramm Rosmarinhonig, 1 Milliliter Bayöl, 3 Milliliter Sasafrasöl, 2 Milliliter Wacholderöl, 2 Milliliter Wintergreen, 1 Milliliter Weihrauch sowie 2 Milliliter Lösungsvermittler LV 41 und 100 Milliliter Weizengrassaft einrühren.

30 Milliliter dieser Flüssigkeit werden mit 100 Milliliter Natursaft beliebiger Art gemischt und 3-mal täglich getrunken.

Rezeptur für ein Rheumagel

▶ **Zubereitung** 3 Milliliter Tangerineöl, 3 Milliliter Weihrauchextrakt, 5 Milliliter Propolisextrakt, 3 Milliliter Teebaumöl, 4 Milliliter Wintergreen und 4 Milliliter Minzöl werden in 100 Milliliter Aloe-vera-zehnfach-Gel gemischt. Anschließend sind 3 Gramm Alginat unterzurühren, bis die Gelierung beginnt. Dieses Rheumagel ist frei von schädlichen Nebenwirkungen und kann daher so oft wie nötig aufgetragen werden.

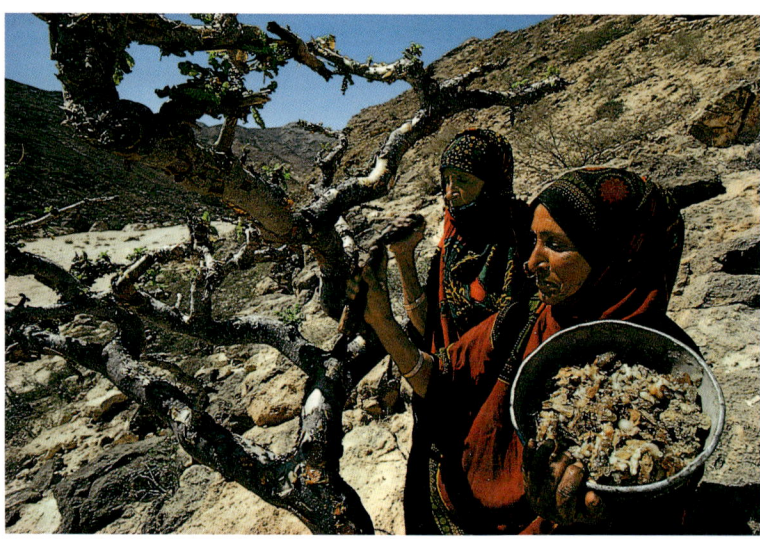

Die Gewinnung von Weihrauch (Olibanum) in Form von gelben Harzkörnern hat eine lange Tradition. Bereits die Ägypter gebrauchten Weihrauch als Heilmittel.

Schuppenflechte (Psoriasis)

Kurzdefinition

Psoriasis ist eine chronische Hautkrankheit. Die Ursachen sind meist Stoffwechselstörungen. Kaum eine andere Hautkrankheit hat bei den Betroffenen so viel Verzweiflung ausgelöst, denn Psoriasis war über viele Jahre hinweg nicht heilbar. Durch Aloe-vera-Präparate in Verbindung mit Vitamin B und Kortison konnten in den letzten Jahren erhebliche Fortschritte verzeichnet werden.

Positive Heilungsaussichten

Mit dem Aloe-vera-Frischzellenextrakt, kombiniert mit Weihrauch und anderen Ölen, ist nun die Psoriasisbehandlung in ein neues, positives Stadium getreten: Gesunde Ernährung vorausgesetzt, ist es nun möglich, Psoriatiker dauerhaft ohne schädliche Nebenwirkungen von ihrer Hautkrankheit zu befreien. In den verwendeten Weihrauchölen sind phytogene Kortisone enthalten, die nebenwirkungsfrei die übermäßige Verhornung der Haut stoppen. Aloe-vera-Frischzellenextrakte fördern zusätzlich die Bildung neuer, gesunder Hautzellen.

Durch die regelmäßige Behandlung mit Aloe vera wird die Haut mit Nährstoffen versorgt. Das Wachstum gesunder Zellen wird dadurch um das Siebenfache gesteigert.

Rezeptur für einen Hautsiegelbalsam

▶ **Zubereitung** Erwärmen Sie 80 Milliliter Olivenöl zusammen mit 16 Gramm Bienenwachs, bis das Wachs geschmolzen ist. Schmelzen Sie gesondert 16 Gramm Kakaobutter, die nur 45 °C warm werden darf. Fügen Sie die Kakaobutter erst beim Abkühlen auf unter 40 °C der Bienenwachsmasse zu. Mischen Sie dazu 6 Milliliter Aloe-vera-Frischzellenextrakt, 4 Gramm gemahlene Bierhefe, 3 Milliliter Schafgarbenöl, 3 Milliliter Weihrauchextrakt, 2 Milliliter Kümmelöl und 5 Milliliter Propolisextrakt. Die Zutaten müssen gleichmäßig und sehr glatt verrührt werden. Bewahren Sie diesen Balsam wie alle Cremes mit ätherischen Ölen wegen der begrenzten Haltbarkeit in einem dicht verschließbaren Behältnis auf.

Soor

Kurzdefinition

Soor heißt eine durch Pilzbefall (Candida albicans) hervorgerufene Schleimhautinfektion, von der überwiegend der Mund betroffen ist. Manchmal breitet sich Soor aber auch auf Lippen, Zunge und Gaumen aus und bildet hier einen grauweißen, fleckigen Belag. Diese Krankheit kann von der Mundhöhle sogar auf die Speiseröhre übergreifen. Verschleppt sich Soor gar bis ins Gehirn und in die Nieren, dann besteht Lebensgefahr. Auch die Harnröhre, die Scheide und die Blase können von Soor befallen werden. Soor tritt z. B. bei durch Infektionen geschwächtem Immunsystem auf.

Die Soorinfektion setzte sich früher nur bei schwer kranken Erwachsenen und Kindern fest, deren Immunsystem sehr geschwächt war. Heute ist sie auch als Begleiterscheinung bei bzw. nach einer Antibiotikabehandlung bekannt.

Rezeptur für ein Gel bei vaginaler Soorerkrankung

▶ **Zubereitung** Auf 100 Milliliter Aloe-vera-zehnfach-Gel kommen 1 Milliliter Teebaumöl, 1 Milliliter Propolisextrakt, 1 Milliliter Vanille. 4 Gramm Alginat, untergerührt, lassen die Masse zum Gel werden. Dieses Gel sollte 3 Tage lang angewendet werden.

Thymusdrüsenabbau

Kurzdefinition

Die Thymusdrüse liegt oberhalb des Herzens am Brustbein und wächst lediglich bis zur Geschlechtsreife des Menschen. Diese Drüse steht in Wechselwirkung mit den Keimdrüsen, beeinflusst das Wachstum und ist an der Ausbildung des Immunsystems beteiligt. Die Thymusdrüse schrumpft ab dem 40. Lebensjahr um bis zu 50 Prozent ihrer Größe. Viele Gerontologen (Ärzte für Alterskrankheiten) stufen diese Verkleinerung der Thymusdrüse als normale Alterserscheinung ein. Alle Maßnahmen, den Rückgang der Thymusdrüse aufzuhalten oder sie wieder in ihrer Kraft zu beleben, blieben jahrzehntelang ohne Erfolg.

Wie die Thymusdrüse wieder fit wird

Zu den natürlichen Substanzen, die die Thymusdrüse wieder aktivieren, gehören:
▶ Thymusextrakte von tierischen Thymusdrüsen
▶ Homöopathischer Thymusextrakt
▶ Aloe-vera-Frischzellenextrakt
Die Wirkung des Aloe-vera-Frischzellenextrakts beruht auf dem gut verwertbaren Chlorophyll und auf dem Glykoprotein. Im Gegensatz zu Lipoproteinen in Gemüse und Fleisch ist bei Glykoproteinen das Eiweißmolekül mit einem Aminosäuremolekül verbunden.
Die Umwandlung von Protein in Glukose ist bei Aloe-vera-Frischzellenextrakten einen Schritt weiter entwickelt. Deshalb sind die Inhaltsstoffe des Aloe-vera-Frischzellenextrakts für den menschlichen Körper so leicht assimilierbar und verwertbar.

Pflanzliche oder tierische Frischzellen?

Die Assimilierfähigkeit von Aloe-vera-Frischzellenextrakten beruht auf dem Eiweißmolekül, das mit dem Aminosäuremolekül verbunden ist. Hieraus erklären Wissenschaftler die Wirkung des Aloe-vera-Frischzellenextrakts. Manche Forscher vertreten die Ansicht, dass Frischzellen von Tieren diese zentrale Eigenschaft fehlt; deshalb sei die Heilwirkung tierischer Frischzellen sehr beschränkt.

Nach bislang vorliegenden Untersuchungen wirkt Aloe-vera-Frischzellenextrakt nicht nur auf den Thymus, sondern auch auf Milz, Zirbeldrüse und Hirnanhangsdrüse. Kombiniert man Aloe-vera-Frischzellenextrakt mit dem Trockenextrakt der Quito-Uralge, so kann man von einer direkten Energiequelle für die Gehirnzellen sprechen.

Die Neuropeptide der Kombination Aloe-vera-Frischzellenextrakt und Quito-Uralge beeinflussen essenzielle mentale Funktionen: Aloe-vera-Frischzellenextrakt und Quito-Uralge stimulieren das Erinnerungsvermögen der Zellen, die DNS. Dies wiederum fördert die Zellteilung. Die Zellteilung und die Bildung neuer Zellen bezeichnet die Wissenschaft als Kernpunkt eines jeden Heilverfahrens.

Die Thymusdrüse ist ein hinter dem Brustraum liegendes drüsenartiges Gebilde. Mit zunehmendem Alter oder während kräftezehrender Krankheiten nimmt der Thymus rasch an Gewicht und somit an Aktivität ab.

Rezeptur für eine Trinkkur

▶ **Zubereitung** Auf 200 Milliliter Aloe-vera-Saft kommen 3 Gramm gefriergetrocknete, pulverisierte Quito-Uralge und 4 Milliliter Aloe-vera-Frischzellenextrakt. Die Mischung wird gut verrührt und in 3 Portionen aufgeteilt. Diese Nahrungsergänzung wird, über den Tag verteilt, 3-mal eingenommen.

Wenn von Zellulite die Rede ist, klingt das oft so als seien ausschließlich Frauen von diesen Hautveränderungen betroffen. Tatsächlich gibt es aber auch einige Männer, die sich mit diesem Problem herumärgern müssen.

Zellulite

Kurzdefinition

Die Erkrankung des Unterhautfett- und Bindegewebes, verursacht durch Stoffwechselstörungen und Erschlaffung des Bindegewebes, nennt man Zellulite.

Das Leiden tritt vornehmlich an Hüften, Oberschenkeln und Oberarmen – vorwiegend bei Frauen – auf. Zellulite kann durch Umstellungen im Hormonhaushalt der Frauen, beispielsweise Schwangerschaften und Wechseljahre, in ihrer Intensität beeinflusst werden.

Durch einen einfachen Kneiftest können Sie prüfen, ob Sie zu Zellulite neigen oder bereits davon betroffen sind. Durch gesunde Ernährung, regelmäßige Bewegung und die Pflege mit Aloe vera können Sie Ihr Bindegewebe nachhaltig straffen.

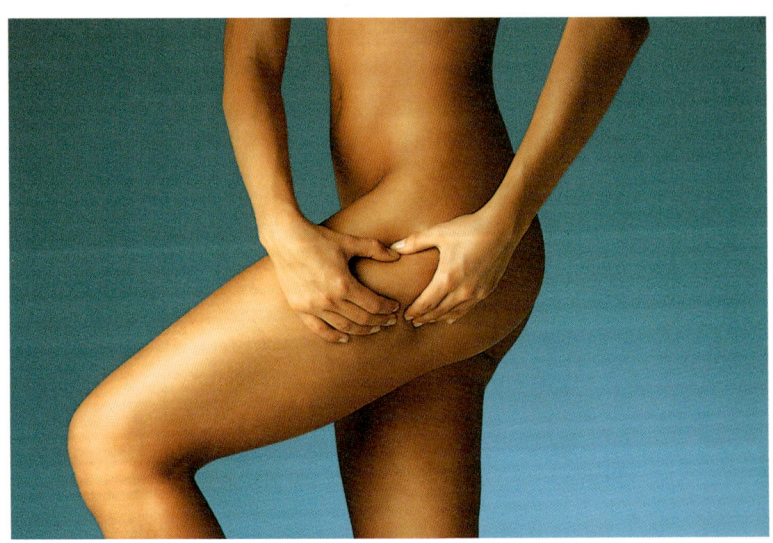

Die Sichtweise der Kosmetikindustrie

Kosmetikerinnen dürfen laut Gesetz keine Krankheiten behandeln. Aus diesem Grund gibt die Kosmetikindustrie eine völlig andere Definition von Zellulite ab. Jedes Jahr wird aufs Neue Zellulite zu einem kosmetischen Problem erklärt, denn jährlich kommen neue und »garantiert wirksame« Produkte gegen Zellulite auf den Markt. Bisher wurde das angepriesene Wundermittel gegen Zellulite allerdings noch nicht gesichtet …

Solange dieser Zustand anhält, bieten Schönheitsfarmen weltweit Zellulitebehandlungen zu astronomisch hohen Preisen an. Auch hier ist der Erfolg nicht unbedingt der gewünschte.

Zellulite erfolgreich bekämpfen

Manche Wissenschaftler sind der Meinung, dass man Zellulite in einem frühen Stadium am Entstehen hindern könne. Bestehende Zellulite sei aber nicht mehr zu beseitigen.

Bei dieser Sichtweise werden jedoch zwei zentrale Punkte nicht berücksichtigt:

▶ Es gibt Fressalgenextrakte, die Fettzellen angreifen und beseitigen. Fressalgenextrakte werden aus einer speziellen Algenart produziert und sind in vielen Apotheken und Reformhäusern erhältlich.

▶ Es gibt das Fettzellenverbrennungsmittel L-Carnitin. Das L-Carnitin wird als sehr teures Fettzellenverbrennungsmittel ebenfalls in Apotheken angeboten. Da derselbe Stoff auch für die Taubenzucht als Futtermittel angeboten wird, können Sie L-Carnitin auch wesentlich billiger erhalten.

»Fettbeulen« werden verbrannt

Mit diesen beiden Produkten – Fressalgenextrakt und L-Carnitin – steht Ihnen eine völlig natürliche Waffe zur Verfügung, mit der Sie »Fettbeulen«, durch Zellulite deformierte Zellen, abschlacken können. Überschüssiges Fett wird schnell und sanft verbrannt.

> Ein Mensch, der unter dem Erscheinungsbild seiner Haut leidet, sollte sich bewusst machen, dass man gegen Zellulite etwas tun kann. Durch regelmäßige Bewegung und gezielte Pflege der Haut lassen sich diese Hautunebenheiten nach und nach ausgleichen.

Die aus den Tropen stammende Papaya verbessert den Eiweißstatus in den Körperzellen, aktiviert die Muskelbildung, stärkt Herz und Kreislauf, wirkt vitalisierend und erfrischend.

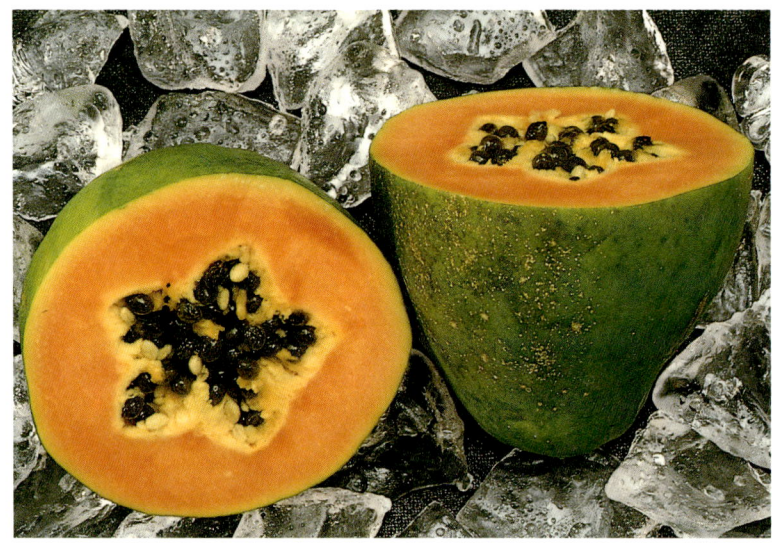

Straffung des Bindegewebes

Es ist ein wichtiger erster Schritt für Menschen mit Zellulite, das überschüssige Fett zu verbrennen. Ein zweites Problem bleibt dabei jedoch noch ungelöst: die Erschlaffung des Bindegewebes.

Hierfür bietet die Natur ein ideales Heilmittel: die Jujubenuss. Aus dieser Nuss wird ein Extrakt produziert, genannt Teiso. Dieser Extrakt besitzt nachgewiesenermaßen folgende zwei Eigenschaften:

▶ Teiso beugt der Erschlaffung des Bindegewebes vor.
▶ Teiso erbringt eine deutliche Straffung bei bereits erschlafftem Bindegewebe.

Fett erfüllt im Organismus unterschiedliche Funktionen. Am Bauch dient es dem Körper beispielsweise als Energiedepot, am Po als Polster. Dennoch sollte der Fettanteil bei normalgewichtigen Männern 20 Prozent und bei Frauen 25 Prozent nicht überschreiten.

Heilung auf zwei Wegen

Zellulite muss immer innerlich wie auch äußerlich behandelt werden. Hierfür eignen sich zwei Darreichungsformen: eine Trinkkur und ein Gel mit Aloe-vera. Für beide Formen finden Sie hier eine Rezeptur. Wollen Sie einen besonders schnellen Heilerfolg erzielen, dann können Sie auch beide Anwendungen miteinander kombinieren.

Rezeptur für eine Zellulitetrinkkur

▶ **Zubereitung** 100 Milliliter Aloe-vera-Saft werden mit 6 Milliliter Jujubeextrakt, 6 Milliliter Papayaextrakt, 3 Milliliter Mangoextrakt, 1 Gramm Silizium, 15 Gramm Haifischknorpelpulver und 10 Milliliter L-Carnitin sowie 100 Milliliter Weizengrassaft vermischt.

Dieser reichhaltige Trunk wird in 3 Portionen aufgeteilt, die im Laufe eines Tages eingenommen werden. Die nötige Dauer der Trinkkur beträgt 1 Monatszyklus.

Rezeptur für ein Antizellulitegel

▶ **Zubereitung** 100 Milliliter Aloe-vera-zehnfach-Gel, 5 Milliliter Aloe-vera-Frischzellenextrakt, 10 Milliliter L-Carnitin und 20 Milliliter Fresszellenextrakt werden mit 5 Milliliter Alginat verrührt.

Bitte rühren Sie die Masse so lange, bis ein streichfähiges Gel entsteht. Dieses Gel tragen Sie bis zu 3-mal täglich auf die betroffenen Hautstellen auf.

Die Dauer der Anwendung beträgt 1 bis 2 Montate. Erste Erfolge stellen sich jedoch schon nach 2 Wochen ein.

So helfen Sie sich selbst

Mit dem kneippschen Unterguss fördern Sie eine gute Durchblutung an problematischen Stellen und beheben Stauungen in Magen und Darm.

So machen Sie den kneippschen Unterguss:

▶ Stellen Sie Ihre Dusche auf den harten Strahl um (eventuell Duschkopf entfernen).

▶ Wandern Sie mit dem harten Wasserstrahl vom rechten Fußrücken über die Außenseite der Wade und des Oberschenkels bis zum Schulterblatt.

▶ Nun führen Sie den Wasserstrahl rechts neben der Wirbelsäule zurück über die Innenseite des rechten Beins.

▶ Wiederholen Sie den Vorgang für das linke Bein.

Kalte Wassergüsse oder Wechselbäder straffen nicht nur das Bindegewebe, sie unterstützen auch die Funktionen von Herz, Kreislauf und Verdauung. Sie stimulieren die körpereigenen Abwehrkräfte und machen den Organismus so weniger anfällig für Infektionen.

Gut beraten ist, wer Sport nach der bewährten Regel treibt: Mäßig, aber regelmäßig! Wichtig ist dabei vor allem auch, dass man seine körperlichen Grenzen einzuschätzen und auch zu akzeptieren lernt. Auf diese Weise kann man durch Sport sein Wohlbefinden steigern und sein Leben um ein Stück bereichern.

▶ Beginnen Sie erneut am rechten Fußrücken, und wandern Sie auf der Beinaußenseite nach oben. Diesmal gehen Sie nicht über den Rücken, sondern über den Bauch bis zum untersten Rippenbogen.

▶ Wiederholen Sie diesen Weg für das linke Bein.

▶ Nach dieser Wasseranwendung sollten Sie sich nicht abtrocknen. Streifen Sie das Wasser nur leicht ab, und ziehen Sie mollig warme Kleidung über, z. B. einen Jogginganzug.

▶ Bleiben Sie für die nächsten zehn Minuten in Bewegung.

Viel Bewegung hilft

Die Haut und das Bindegewebe werden am besten durch Bewegung gestrafft. Mit viel Bewegung steigern Sie nicht nur die Festigkeit des Bindegewebes, Sie tun auch etwas für Ihr Gewicht. Am besten geeignet sind sanfte Sportarten wie lange Spaziergänge, leichte Wanderungen, Joggen, Radfahren und Schwimmen.

Wenn Sie allerdings Lust auf Bodybuilding haben, dann können Sie auch im Fitnessstudio die Zellulite vollkommen besiegen.

Zellulite verhindern

▶ Muskeln sind gute Kalorienverwerter. Je mehr Muskelmasse jemand besitzt, umso weniger Fett bildet sich. Bauen Sie daher Muskelmasse auf. Der beste Muskelaufbau geschieht beim Bodybuilding.

▶ Trinken Sie viel – am besten Mineralwasser und Fruchtsäfte. Es wurde festgestellt, dass viele Frauen mit Zellulite zu wenig Flüssigkeit zu sich nehmen. Ein Erwachsener benötigt pro Tag zwei bis drei Liter Flüssigkeit.

▶ Vermeiden Sie zu viel Kochsalz. Salz pumpt die Problemzonen bei Zellulite nur unnötig auf.

▶ Achten Sie besonders auf verstecktes Salz in Lebensmitteln, z. B. Wurst, Fleisch oder auch Brot.

▶ Verwenden Sie keine Hautcremes mit Lösungsmitteln. Lösungsmittel zerstören die fetthaltigen Zellwände, schädigen den Stoffwechsel und beeinträchtigen die Durchblutung der Hautschichten.

Über den Autor

Marc Meintrup ist Autor mit dem Fachgebiet Ethnomedizin. Er veröffentlichte zahlreiche international erfolgreiche Bücher zum Thema und bildet in seinen Naturheilkliniken Therapeuten für die tägliche Gesundheitspraxis aus.

Literatur

Finnegan, Dr. John/Schmid, Reiner: Aloe vera – das Geschenk der Natur an uns alle. Verlag Ernährung & Gesundheit. 6. Auflage, München 1997
Meintrup, Marc: Natürlich heilen mit Weizengras. Südwest Verlag. München 1997
Wirth, Wolfgang: Mit Aloe heilen. Ennsthaler Verlag. 11. Auflage, Steyr 1996

Bezugsquellen

Australian Import Traders Barber & Baldwin GmbH, Kreuzeckstraße 18, D–82362 Weilheim, Tel. 08 81/65 38
Brigitte-Versand, Johannesstraße 118, D-73614 Schorndorf, Tel. 0 71 81/7 32 92
Calendula-Nativ, Frankendomstraße 90, D-97944 Boxberg/Wölchingen, Tel. 0 79 30/86 47
Pura Vita Naturwaren, Inh. Hildegard Schmid, Ölbergweg 12, D–82205 Gilching, Tel. 0 81 05/2 39 54
Schützen-Apotheke, Schützenstraße 5, D-80335 München, Tel. 0 89 / 55 76 61
Stella GmbH Phytopharma, A–4452 Ternberg

Hinweis

Das vorliegende Buch ist sorgfältig erarbeitet worden. Dennoch erfolgen alle Angaben ohne Gewähr. Weder Autor noch Verlag können für eventuelle Nachteile oder Schäden, die aus den im Buch gemachten praktischen Hinweisen resultieren, eine Haftung übernehmen.

Anmerkung der Redaktion

Sie haben es sicher gemerkt, dass wir diesem Buch die neuen amtlichen Rechtschreibregeln zu Grunde/zugrunde gelegt haben.

Bildnachweis

AKG, Berlin: 6, 42; Bilderberg, Hamburg: U4, 2, 15 (Rainer Drexel), 16, 25 (Eberhard Grames), 18 (Frieder Blickle), 22 (Peter Ginter), 57, 86 (Hans-Jürgen Burkard), 73 (Georg Fischer), 84 (Alexandra Bennett); IFA-Bilderteam, Taufkirchen: 90 (Comnet), 92 (Eich); Mauritius, Mittenwald: 31 (ACE); Pasieka Alfred, Hilden: 9; Südwest Verlag, München ©: 26 (Georg Tuskany), 35, 41, 81 (Karl Newedel); Transglobe, Hamburg: Titelbild, 12 (R. König), 45 (Fotopic), 74 (Fredde Lieberman)

Impressum

© 1997 Südwest Verlag GmbH & Co. KG, München

Alle Rechte vorbehalten. Nachdruck – auch auszugsweise – nur mit Genehmigung des Verlages.

Redaktion:
Dr. Bertram J. Ganzfelder
Projektleitung:
Susanne Garte
Redaktionsleitung:
Dr. med. Christiane Lentz
Bildredaktion:
Sabine Kestler
Produktion:
Manfred Metzger
Umschlag:
Till Eiden
DTP/Satz:
Reiner Löb
Druck:
Color-Offset, München
Bindung:
R. Oldenbourg, München

Printed in Germany

Gedruckt auf chlor- und säurearmem Papier

ISBN 3-517-07526-4

Register